Comprender la diabetes

Comprender
la diabetes

Mercè Vidal
Enric Esmatjes

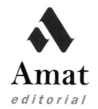

Amat
editorial

Autores: Mercè Vidal, Enric Esmatjes
Director de la colección: Emili Atmetlla

© Editorial Amat, 2014 (www.amateditorial.com)
Profit Editorial I., S.L., Barcelona, 2013

ISBN: 978-84-9735-750-0
Depósito legal: B-B-20.104-2014

Diseño cubierta: XicArt
Maquetación: www.eximpre.com
Impreso por: Liberdúplex

Impreso en España - *Printed in Spain*

Índice

ÍNDICE

Presentación

La diabetes mellitus es una enfermedad que afecta a muchas personas de nuestro entorno y su tratamiento puede modificar aspectos importantes de su vida. Por este motivo es fundamental entender por qué una persona con diabetes deberá modificar hábitos, efectuar controles y autoadministrarse un tratamiento que, en ocasiones, tiene cierta complejidad. La evolución de la enfermedad dependerá de que todo esto se haga bien y, por tanto, la gestión que el enfermo haga de toda esta problemática es determinante.

Esperamos que este libro ayude no sólo a las personas que tienen este problema, sino a sus familiares, y para facilitarlo queremos presentarles a dos personas: Antonio y Laura, que nos van a acompañar a lo largo de este relato.

Ellos tienen diabetes.

Antonio tiene 62 años y tiene una diabetes tipo 2 diagnosticada hace 5 años. Está casado, tiene 3 hijos y todavía sigue activo en su trabajo como administrativo. Es una persona obesa, le gusta la buena mesa y es poco amante de hacer ejercicio físico. Su madre y su hermana también tienen diabetes.

Laura tiene 22 años y le acaban de diagnosticar una diabetes tipo 1 hace dos meses. No tiene ningún familiar con diabetes. Vive con sus padres y un hermano y estudia arquitectura. Es muy deportista, acude 3 veces a la semana al gimnasio, y los fines de semana sale en bicicleta acompañada de sus amigos. Siempre ha mantenido un peso adecuado.

Ambos hacen un seguimiento de la enfermedad en sus respectivos centros sanitarios, donde han personalizado su tratamiento y vigilan que tengan un buen control. También acuden a la Asociación de Diabéticos local con frecuencia. Allí es donde se han conocido y han compartido muchas sesiones y confidencias.

A lo largo de este libro se explican los conocimientos básicos de la diabetes y se aclaran las dudas que, como usted, Antonio y Laura, puedan tener.

1. ¿Qué es la diabetes mellitus?

La diabetes es una enfermedad que se caracteriza por un aumento de los niveles de azúcar (glucosa) en la sangre (hiperglucemia) debido a que el páncreas no produce insulina o a que el organismo no la utiliza adecuadamente.

Es una enfermedad crónica. Aunque en los últimos años se ha mejorado mucho el tratamiento, todavía no se ha conseguido la curación. En la actualidad hay muchas líneas de investigación para encontrar soluciones definitivas.

La diabetes es una enfermedad que afecta a millones de personas en todo el mundo. En un estudio reciente realizado en España (estudio Di@betes), se ha observado que la diabetes afecta en nuestro país al 13,8% de las personas mayores de 18 años, aunque el 6% de estas personas lo desconoce. O sea, que 14 personas de cada 100 tienen diabetes, y cuando nos hacemos mayores de 60 años la prevalencia puede aumentar a 20 de cada 100.

Los valores normales de glucosa en sangre (glucemia), en ayunas, se han de mantener entre 70-100 mg/dl (miligramos/decilitro). El diagnóstico de diabetes se hace a través de un análisis de sangre para detectar si los valores de la glucemia son:

- En ayunas, superiores a 126 mg/dl, en dos determinaciones, por seguridad, o

- a lo largo del día, superiores a 200 mg/dl, acompañados de síntomas típicos, como mucha sed y ganas de orinar, o

- si la hemoglobina glucosilada (HbA1c) es igual o superior al 6,5% (la HbA1c determina la media de los valores de glucemia de los últimos 3 meses, siendo su valor en las personas sin diabetes igual o inferior al 6%), o

- a los 120 minutos de una sobrecarga oral de glucosa (SOG) (75 gramos), superiores a 200 mg/dl. Esta prueba se realiza cuando existen dudas en el diagnóstico. Se efectúa en ayunas y tras seguir una dieta rica en carbohidratos.

Aunque la causa de la diabetes no es totalmente conocida, en la actualidad se conocen muchos de los mecanismos implicados en su aparición. Realmente, hoy en día no se sabe cómo curarla, pero es importante entender que si se sigue el tratamiento adecuado podremos controlarla y, por tanto, evitar o minimizar sus consecuencias.

2. Tipos de diabetes

Diabetes mellitus tipo 1

La diabetes mellitus tipo 1 (DM1) se caracteriza porque el páncreas ha dejado de producir insulina (la insulina se segrega en las células beta de los islotes de Langerhans, en el páncreas). Se define como una enfermedad autoinmune porque el sistema inmunológico o de defensa del organismo ha destruido la parte del páncreas que producía la hormona insulina, indispensable para la vida y, por tanto, ésta se ha de administrar en forma de inyección para poder sobrevivir.

Este tipo de diabetes se inicia generalmente en la infancia, en la adolescencia o en adultos jóvenes menores de 40 años, aunque también puede aparecer posteriormente.

La falta de secreción de insulina provoca una subida del azúcar en sangre (hiperglucemia) con síntomas claros: mucha sed (polidipsia), muchas ganas de orinar (poliuria), cansancio, presencia de cetona en la orina y pérdida de peso aunque se haya tenido más hambre (polifagia) de lo habitual en las últimas semanas. Estos síntomas alarmantes hacen que la persona consulte a su médico y el diagnóstico se realice generalmente pronto. Todas las personas con DM1 saben que tienen la enfermedad. La DM1 representa un 10% de todos los casos de diabetes, o sea, que de cada 10 personas con diabetes, sólo una tiene DM1.

El tratamiento consiste en administrar insulina varias veces al día y seguir un plan de alimentación saludable, con un control de los alimentos ricos en hidratos de carbono (harinas, fruta y leche). El tipo de insulina a utilizar se seleccionará para cubrir las necesidades durante todo el día, intentando mimetizar la producción de insulina de un páncreas sano, es decir, una parte de insulina para cubrir las necesidades basales y otra parte para metabolizar los alimentos. La dosificación de la insulina dependerá del valor de la glucemia y de la ingesta que realicemos. Por tanto es muy importante la realización de la glucemia capilar antes de las comidas y, en ocasiones, 1-2 horas después. Aprender a interpretar estos resultados ayudará mucho a controlar la enfermedad.

El ejercicio físico no forma parte específica del tratamiento, aunque al ser una actividad saludable se recomienda a toda la población. Como la práctica de ejercicio influye directamente en la glucemia, se tendrá en cuenta su realización para adaptar la administración de insulina y/o la alimentación a estas situaciones y evitar problemas por un bajón de azúcar en sangre (hipoglucemia).

Diabetes mellitus tipo 2

La diabetes mellitus tipo 2 (DM2) se caracteriza en una fase inicial porque el organismo no puede utilizar de forma adecuada la insulina que segrega o, con el paso del tiempo, porque el páncreas es incapaz de producir la insulina necesaria para mantener niveles adecuados de glucemia.

La DM2 se inicia generalmente en personas adultas y, por ello, se conoce popularmente como la diabetes de la gente mayor. Es el tipo más prevalente de diabetes y representa el 90-95% de todos los casos de diabetes, o sea que de cada 10 personas con diabetes, más de 9 tendrán DM2. A diferencia de la DM1, la DM2 tiene mucha carga hereditaria. En alrededor del 50% de los casos existe más de un familiar afecto, y la diabetes está muy asociada a la obesidad. Es interesante reseñar que actualmente se observa un aumento de la aparición de DM2 en niños y jóvenes con obesidad manifiesta.

Los síntomas típicos de diabetes: sed, ganas de orinar, etcétera son poco llamativos en las fases iniciales de la DM2, razón por la cual muchas personas no saben que la padecen. El diagnóstico se realiza muchas veces de manera casual, por unos análisis en revisiones de empresa, por otros motivos de salud, o peor aún, por la detección de complicaciones crónicas derivadas de la enfermedad.

El tratamiento puede ser diverso en función de la fase en la que se diagnostica la enfermedad, pero en líneas generales sería el siguiente:

- Seguir un plan de alimentación saludable que ayude a controlar el peso, junto con la realización de actividad física regular (mínimo 3-5 veces por semana adaptando el ejercicio a cada persona).

- Si el control no es adecuado, se añadirán generalmente pastillas (antidiabéticos orales), aunque en ocasiones pueden utilizarse fármacos inyectados.

- Si el control no es adecuado, puede añadirse insulina, en una o múltiples dosis.

Diabetes gestacional

Entendemos por diabetes gestacional (DG) la intolerancia a la glucosa que se diagnostica por primera vez durante el embarazo. Es decir, es una enfermedad que aparece en el transcurso de un embarazo en una mujer previamente no diabética. La diabetes gestacional se produce como consecuencia de los cambios hormonales propios del embarazo, pudiendo llegar a afectar al 12% de las mujeres embarazadas, dependiendo del método utilizado para el diagnóstico y la población valorada.

La **diabetes gestacional** puede tener repercusiones tanto para el feto como para la madre. Sobre el feto puede incrementar el riesgo de macrosomía (feto grande para la edad gestacional), hecho que puede condicionar traumatismos en el parto y una mayor frecuencia de cesáreas. También puede aumentar la posibilidad de que exista miocardiopatía hipertrófica o inmadurez fetal. En cuanto a la madre, una DG constituye un claro marcador de prediabetes y, por tanto, será fundamental en estas mujeres prevenir la aparición de otros factores de riesgo de diabetes.

El tratamiento adecuado de la **diabetes gestacional** que mantenga un nivel glucémico similar al de las mujeres embarazadas no diabéticas minimiza de forma extraordinaria el riesgo de que el feto presente alguna de las complicaciones comentadas. En este sentido, es fundamental que el diagnóstico y, consecuentemente, el tratamiento, sean lo más precoces posible. La estrategia diagnóstica de la DG se basa en la práctica universal del despistaje, a partir del cual se efectuará o no una sobrecarga oral de glucosa (SOG) con finalidad diagnóstica.

Despistaje

Esta prueba, conocida como test de O'Sullivan, se efectuará administrando 50 gramos de glucosa por vía oral a cualquier hora del día, y no es necesario estar en ayunas ni efectuar una dieta especial previa. Si la glucemia en plasma a los 60 minutos de la ingesta de la glucosa es igual o superior a 140 mg/dl (7,8 mmol/l), se considerará que el test de O'Sullivan es positivo, debiendo realizarse una SOG para confirmar el diagnóstico.

¿Cuándo hacerlo?

- Primer trimestre: en las gestantes de alto riesgo (edad superior a 35 años, obesidad, antecedentes de DG, embarazos previos que hagan sospechar una DG, por ejemplo, macrosomía, aumento del líquido amniótico, historia de diabetes en familiares de primer grado).

- Segundo trimestre (semanas 24-28 de la gestación): en todas las gestantes no diagnosticadas previamente (despistaje universal), incluidas aquellas con despistaje negativo en el primer trimestre.

- Tercer trimestre: aquellas gestantes no estudiadas en el segundo trimestre. En aquellas con test de O'Sullivan normal en el segundo trimestre que desarrollen complicaciones sugestivas de DG, como macrosomía, aumento del líquido amniótico, se efectuará directamente una SOG.

Diagnóstico

Cuando el test de O'Sullivan sea positivo se procederá a la confirmación diagnóstica mediante una SOG. Antes de realizar esta prueba hay que recordar que dos glucemias en ayunas superiores a 126 mg/dl en días diferentes o al azar superiores a 200 mg/dl ratifican el diagnóstico de diabetes, siendo innecesaria la práctica de la SOG.

La SOG se efectuará tras 8-14 horas de ayuno y después de tres días de seguir una dieta que no sea restrictiva en hidratos de carbono (al menos 150 gramos/día), en situación de reposo y sin fumar.

Se considerará el diagnóstico de DG cuando en plasma venoso dos o más resultados sean superiores a los siguientes valores:

- Control basal: 105 mg/dl (5,8 mmol/l).

- Control a 1 hora: 190 mg/dl (10,6 mmol/l).

- Control a 2 horas: 165 mg/dl (9,2 mmol/l).

- Control a 3 horas: 145 mg/dl (8,1 mmol/l).

En caso de que sólo esté alterado un resultado, se repetirá la SOG al cabo de 2-4 semanas.

Objetivo terapéutico

Una vez efectuado el diagnóstico de DG debe iniciarse el tratamiento lo antes posible. Éste se basará en a) una dieta adecuada calóricamente a las necesidades de cada persona, excepto en las embarazadas con obesidad importante en las que se podrá indicar una restricción calórica, evitando la aparición de cetonuria, b) la práctica asidua de ejercicio físico moderado y c) la automonitorización de la glucemia pre y postprandial (antes de las comidas y una hora después). Si con estas medidas no se consiguen los objetivos deseados siguientes:

- Glucemia basal: 95 mg/dl (5,3 mmol/l).

- Glucemia postprandial (1 hora): 140 mg/dl (7,8 mmol/l).

- Glucemia postprandial (2 horas): 120 mg/dl (6,7 mmol/l).

...deberá plantearse iniciar el tratamiento con insulina.

Otros tipos de diabetes

Aparte de la diabetes mellitus tipo 1, tipo 2 y la diabetes gestacional, existen otros tipos de diabetes, entre ellos la:

- **Secundaria** a una extirpación total o parcial del páncreas. Si la extirpación del páncreas es total, el tratamiento es con insulina, igual que en el caso de la diabetes mellitus tipo 1.

- Inducida por los efectos secundarios que provocan la toma de **medicamentos**, como ocurre en aquellas personas que por otros motivos de salud tienen que tomar corticoides, diuréticos, inmunosupresores u otros fármacos. La causa es la resistencia a la acción de la insulina o la lesión que pueden inducir en la célula beta. En algunos casos, la diabetes desaparecerá al suprimir el fármaco y en otros no.

- Ocasionada por alteraciones **genéticas** que comportan una alteración en el funcionamiento de la célula beta productora de insulina. Las más frecuentes son las diabetes tipo **MODY** (Maturity Onset Diabetes in the Young), que se heredan de forma autosómica dominante, es decir, que para heredar la enfermedad la persona sólo necesita recibir el gen anormal de uno de los padres.

  Cuando una persona tiene esta enfermedad pueden padecerla otros miembros de la familia y a lo largo de varias generaciones. Su tratamiento variará, según el tipo de **MODY**, desde la dieta a la insulina.

- En los últimos años se ha descrito la **diabetes neonatal**, que aparece antes de los 6 meses de edad. Cursa con un déficit de secreción de insulina que puede corregirse con pastillas y que frecuentemente se diagnostica como diabetes mellitus tipo 1 de forma errónea.

PREGUNTAS DE LAURA

Me pongo insulina desde hace poco tiempo y durante las primeras semanas tuve problemas de visión. Estuve a punto de graduarme la vista porque no conseguía ver ni siquiera los números del bolígrafo para dosificar la insulina.

Cierto, esto es un problema temporal que suele ocurrir durante los primeros días o semanas después de empezar el tratamiento con insulina. Es un efecto secundario de la insulina que provoca un edema del cristalino y los consiguientes problemas de refracción y dificultad para ver bien los objetos de cerca.

Al cabo de unos días, o máximo 3-4 semanas, el problema desaparece por sí solo, sin necesidad de graduar la vista. También puede aparecer una ligera hinchazón o edema en los pies, por retención de líquido a este nivel, que también desaparecerá al cabo de unos días.

¿Se han destruido todas las células beta de los islotes de Langerhans del páncreas cuando aparece la DM1?

Habitualmente, cuando aparecen los síntomas se han inactivado las tres cuartas partes de los islotes, aproximadamente, pero queda activa todavía una cuarta parte. Efectuar un tratamiento intensivo de la diabetes desde el inicio de la enfermedad puede ayudarnos a mantener temporalmente esta pequeña reserva, lo que nos facilitará el control durante un determinado periodo de tiempo.

PREGUNTA DE ANTONIO

¿Qué pueden hacer mis hijos para prevenir la DM2?

La mejor prevención es tener hábitos de alimentación saludables y potenciar la actividad física, para evitar el sobrepeso y/o la obesidad.

Hay un cuestionario denominado Test de Findrisk que permite valorar el riesgo de desarrollar diabetes en los próximos 10 años. (Ver Anexo 1: Test de Findrisk y recomendaciones)

Puntos clave

- Diabetes mellitus tipo 1 (DM1): falta total de insulina.
  - Todas las personas que la padecen lo saben.
  - Los síntomas son claros: muchas ganas de orinar, mucha sed, hambre, pérdida de peso y acetona en orina.
  - Riesgo en familiares directos: bajo.
  - No hay posibilidad de prevención.
- Diabetes mellitus tipo 2 (DM2): inicialmente el páncreas segrega insulina pero ésta no se utiliza de la forma adecuada.
  - La mitad de las personas que la sufren no lo saben, porque inicialmente no presenta síntomas.
  - Se puede prevenir.
  - Se recomienda evitar el sobrepeso y una actividad física regular.

3. Educación terapéutica en diabetes

Se calcula que el 90% de las decisiones sobre el tratamiento de la diabetes las va a tomar la propia persona con diabetes, sola o con la ayuda de sus familiares y/o amigos. Por ello, es muy importante que se comprenda bien qué es la diabetes y cómo aplicar las bases del tratamiento.

La educación terapéutica en el campo de la diabetes es el proceso de aprendizaje a través del cual se intenta facilitar, a las personas con diabetes y a su familia, los conocimientos y las habilidades apropiadas para que puedan ser parte activa de la toma de decisiones y reducir el riesgo de descompensaciones agudas y complicaciones crónicas. El trabajo de colaboración entre el paciente y su equipo de salud son pilares fundamentales para conseguir una implicación y adherencia terapéutica que favorezcan una buena calidad de vida y el mejor control metabólico posible.

¿Cuáles son los conocimientos y las habilidades prácticas que debería adquirir una persona con diabetes y/o sus familiares?
Entender su problema de salud y las bases del tratamiento.
Integrar el tratamiento a sus hábitos de vida relacionados con la alimentación, horarios, actividad física, ocio...
En caso de tomar pastillas, conocer su efecto y cuándo debe tomarlas.
En caso de inyectarse insulina, conocer su efecto, saber prepararla, inyectarla, rotar en diferentes zonas y conservarla correctamente.
Realizar y anotar los resultados de las glucemias capilares.
Prevenir, actuar y saber en qué situaciones se debe consultar al equipo médico a causa de una subida de azúcar (hiperglucemia).
Igual que el punto anterior, en caso de bajada de azúcar (hipoglucemia). Este punto va dirigido sólo a personas tratadas con insulina o ciertos hipoglucemiantes orales.
Prevenir y/o tratar factores de riesgo vascular: tabaco, colesterol alto, tensión arterial elevada, etcétera.
Saber prevenir correctamente las lesiones del pie según el riesgo de vulnerabilidad que se corra. Las personas con más riesgo son aquellas que tienen problemas de circulación, muchos años de evolución de la diabetes, antecedentes de úlceras o lesiones antiguas y pérdida de sensibilidad al dolor (neuropatía).
Acudir a las revisiones periódicas con el equipo médico habitual y los especialistas.
Integrarse a la actividad familiar y sociolaboral con normalidad.

Tabla 3.1. *Educación terapéutica*

Los programas de educación
terapéutica en diabetes
dirigidos a las personas con diabetes
y/o a sus familiares
son de gran ayuda para aprender
las competencias básicas
de autogestión de la diabetes.

Pregunte a su equipo de salud.

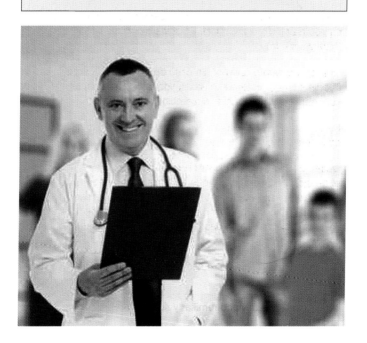

Educación terapéutica
en diabetes

PREGUNTA DE ANTONIO

¿Puede ayudar a cumplir estos objetivos la asistencia a las sesiones informativas que organizan las Asociaciones de Diabéticos?

Las Asociaciones de Diabéticos cumplen una gran función social como dar a conocer las necesidades de un colectivo, en este caso personas con diabetes, a los diferentes estamentos de la sociedad y reivindicar soluciones a problemas que se plantean: renovación del carnet de conducir, problemas con los seguros médicos, atención a los niños con diabetes en las escuelas, proyectos de investigación para mejoras en el tratamiento o para búsqueda de la curación, etcétera.

Trabajar en equipo con un grupo de personas afectadas siempre tiene más fuerza que hacerlo de una manera individual.

En relación con las sesiones informativas, pueden ser de gran soporte a nivel de divulgación de los conocimientos, siempre necesarios, pero el proceso educativo esencial tendría que realizarse en el centro sanitario donde se atiende al paciente y por los profesionales de la salud que le atienden.

La coordinación entre Centros de Salud y Asociaciones de Diabéticos puede ser de gran ayuda en la tarea de clarificar y facilitar el proceso de aprendizaje.

Puntos clave

- Para tener un buen control de la diabetes es necesario:

  - Que el equipo médico adapte la mejor pauta de tratamiento a cada persona, le facilite los conocimientos apropiados y potencie sus habilidades y actitudes para conseguir la máxima autonomía posible.

  - Que la persona con diabetes y su familia asuman este problema de salud y valoren las ventajas de un buen control, se impliquen y aprendan a cuidarse para prevenir complicaciones y mantener o mejorar la calidad de vida.

Educación terapéutica en diabetes

4. Bases del tratamiento: alimentación

El tratamiento de la diabetes se basa en tres factores:

• La alimentación.

• Los fármacos, entre los que consideraremos los hipoglucemiantes orales, la insulina y los análogos de GLP-1, que también se administran por vía subcutánea.

• El ejercicio físico regular, sobre todo en personas con diabetes mellitus tipo 2.

Es muy importante que la persona con diabetes conozca y entienda estos factores y cómo se relacionan entre sí, de ahí la importancia del proceso educativo en diabetes.

Mantenimiento de un buen estado nutricional y un peso adecuado

La alimentación es importante en la vida de todas las personas y es un pilar fundamental del tratamiento de las personas que tienen diabetes. El tipo de alimentación que se recomienda es igual al que tendría que seguir toda la familia: saludable, variada y equilibrada para poder mantener un buen estado nutricional y peso adecuado y ayudar a controlar la glucemia:

LECHE 2 veces/día	1 taza de leche equivale a 2 yogures naturales	
FRUTA 2 piezas/día	1 pieza mediana, o 2 pequeñas	
VERDURA 2 veces/día	1 plato de verdura o ensalada	
HARINAS Según peso y actividad	Harinas	
PROTEÍNAS 2 veces/día	Carne, pescado, huevos...	
GRASAS Reducir si hay sobrepeso	Mejor aceite de oliva	

Tabla 4.1. *Recomendaciones de una alimentación equilibrada*

Como se puede observar, la recomendación general es consumir 2 veces al día la mayoría de alimentos. Con el fin de facilitar el recordatorio, podríamos denominarla LA REGLA DEL 2.

• La leche, la fruta y la verdura son recomendables para todas las personas, independientemente de la edad y el peso corporal.

• La cantidad de harinas, alimentos proteicos y grasa deberán personalizarse en función del peso corporal y la actividad diaria. Las personas jóvenes, activas y con un peso adecuado podrán tomar platos más grandes de pasta y arroz o aliñar con más aceite de oliva, mientras que las personas más sedentarias, mayores y con sobrepeso deberán reducir la cantidad de estos alimentos.

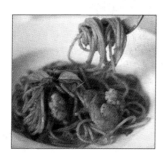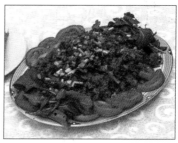

• Se deberá utilizar aceite de oliva, sobre todo para cocinar. Los alimentos que tienen grasa son los más calóricos, tanto si la grasa es vegetal como animal. La diferencia está en que la grasa animal —mantequilla, crema de leche, nata y la grasa que contiene la carne, el queso y los embutidos— es muy rica en colesterol y grasa

Bases del tratamiento: alimentación

saturada, que deteriora nuestras arterias y ocasiona problemas vasculares, mientras que la grasa vegetal: aceite de oliva, girasol, frutos secos, etcétera, no contiene colesterol ni grasa saturada, aunque engorda igual.

Por ejemplo, 1 cucharada de aceite (10 gramos) tiene las mismas 100 calorías que 10 gramos de mantequilla (1 pastilla individual), pero es más saludable a nivel cardiovascular el aceite que la mantequilla. En caso de sobrepeso u obesidad se ha de vigilar mucho la forma de cocción para evitar el aporte excesivo de calorías.

Mención especial merecen las salsas tipo mayonesa, kétchup, que aportan muchas calorías y las comercializadas que utilicen azúcar como conservante.

- En el reciente estudio PREDIMED (PREvención primaria de enfermedad cardiovascular con la DIeta MEDiterránea) se ha observado que el consumo diario de 30 gramos de frutos secos (15 gramos de nueces = 4 nueces pequeñas, 7,5 gramos de avellanas = 7 avellanas y 7,5 gramos de almendras = 7 almendras) y/o el uso de aceite de oliva virgen extra prevenía en un 52% la aparición de diabetes y/o la aparición de enfermedad cardiovascular, como puede ser el infarto de miocardio o la enfermedad cerebrovascular.

- Se recomienda tomar catidades moderadas de carne (100 gramos, como la palma de la mano) y escoger las carnes más magras del tipo conejo y pollo sin piel que contienen menos colesterol o grasas saturadas.

- Es muy recomendable tomar pescado, tanto blanco como azul, como mínimo 2 veces a la semana. El pescado azul es muy rico en grasa del tipo omega 3 y por tanto recomendable para aquellas personas que tengan el colesterol alto.

- Es un hábito saludable no abusar de la sal en la preparación de las comidas. En caso de hipertensión, se debe reducir el consumo de alimentos ricos en sal como los embutidos, conservas, etcétera y no añadir sal a los alimentos. Como alternativa, podemos utilizar especias y hierbas aromáticas.

Recomendaciones específicas para diabéticos

La alimentación saludable es recomendable para todas las personas, pero a la persona con diabetes la alimentación ha de ayudarle también a controlar la glucemia.

No hay una «dieta diabética»; el plan de alimentación se ha de personalizar según la edad, la actividad física, el peso corporal, los hábitos alimentarios, los horarios, etcétera.

La persona con diabetes deberá controlar los alimentos ricos en hidratos de carbono (HC), también llamados glúcidos, carbohidratos o «azúcares» directamente, en cada comida y/o suplemento porque repercuten directamente en el nivel de azúcar en sangre.

Los alimentos que tienen HC los clasificamos en 4 grupos: harinas, fruta, leche y verdura.

Algunos tienen poco «azúcar» y se puede ser flexible, como las verduras y/o ensaladas, pero deberemos controlar la cantidad de harinas, fruta y leche para evitar que haya muchas variaciones en el nivel de azúcar en sangre. Otros alimentos, como las bebidas refrescantes tipo colas, pasteles, helados, bollería, azúcar, deberían eliminarse de entrada y pueden ser sustituidos por bebidas tipo *light* y edulcorantes tipo sacarina, ciclamato, aspartamo o estevia.

Ejemplo: 1 lata de cola equivale a 30-40 gramos de azúcar

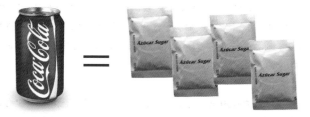

... pero si cambiamos a *light* el contenido en azúcar es 0 gramos

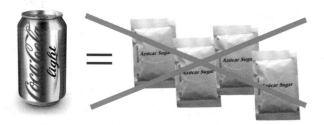

Se consideran bebidas libres de control el agua, el sifón, las infusiones, el café (sin torrefacto) y las bebidas *light*.

Un punto a tener en cuenta en la alimentación de la persona con diabetes es el consumo de alcohol. Podemos diferenciar dos grandes grupos:

- Bebidas alcohólicas de baja graduación, con bajo contenido de alcohol, entre las que incluiríamos el vino de mesa, el cava brut (con un contenido de azúcar prácticamente inexistente) y la cerveza, aunque con ésta hemos de tener en cuenta el contenido de azúcar procedente de la cebada. Una cerveza de 250 ml (1 quinto) aporta unos 10 gramos de azúcar y una cerveza de 330 ml (1 mediana o 1 lata) aporta unos 15 gramos.

  Las cervezas sin alcohol tienen la misma cantidad de azúcar que las cervezas con alcohol. Lo mismo sucede con bebidas tipo bitter, que tienen un 14% de azúcar, aunque no contengan alcohol.

- Bebidas alcohólicas de alta graduación, con un contenido de alcohol que puede oscilar entre 20° y 50°. Dentro de este grupo podemos diferenciar los licores tipo anís, cointreau... con un elevado contenido en azúcares y los licores destilados tipo brandy, whisky, vodka, ginebra, prácticamente sin azúcares.

En relación con el consumo de alcohol, sería conveniente tener las mismas precauciones que se recomiendan al resto de la población. En personas adultas, se considera aceptable el consumo moderado (1-2 copas al día) de bebidas de baja graduación, preferentemente acompañando a las comidas.

Las bebidas de alta graduación no son recomendables, en general, por su alto contenido en alcohol. Merece la pena recordar que el abuso del alcohol puede tener un efecto hipoglucemiante (bajones de azúcar) y agravar este proceso, entorpeciendo su solución. Esta situación puede darse cuando la bebida alcohólica se consume aislada de las comidas y acompañada de mucha actividad física (salidas nocturnas, baile, fiesta...).

Si puede tomar 1 copa, hágalo en el transcurso de una comida o acompañándola de un zumo o bebida refrescante azucarada. Tenga en cuenta también que 1 gramo de alcohol se transforma en 7 calorías y, por tanto, podríamos decir que el alcohol no alimenta pero sí engorda.

> **CONSULTE CON SU MÉDICO SI PUEDE TOMAR BEBIDAS CON ALCOHOL COMO EL VINO Y EL CAVA DE FORMA MODERADA, YA QUE PUEDEN ESTAR CONTRAINDICADAS POR OTROS MUCHOS PROBLEMAS DE SALUD.**

Hidratos de carbono

Para seguir un plan de alimentación saludable hay que tomar alimentos de todos los grupos: leche, fruta, verduras y/o ensaladas, harinas, alimentos proteicos y grasas.

Los nutrientes que tienen relación con la glucemia (azúcar en sangre) son los hidratos de carbono. Para cuantificar la ingesta de alimentos ricos en hidratos de carbono incluidos en un plan de alimentación se suele utilizar el concepto de ración. En nuestro medio, una ración es la cantidad de alimentos que contiene 10 gramos de hidratos de carbono. Para facilitar el cálculo de estas raciones en el grupo de las harinas se dispone de diferentes utensilios, entre ellos el vaso medidor que permite dosificarlas tras su cocción. El vaso medidor para medir alimentos cocidos del grupo de las harinas se puede solicitar en los centros de atención primaria y especializada. Tiene una capacidad de 125 mililitros similar a un yogurt.

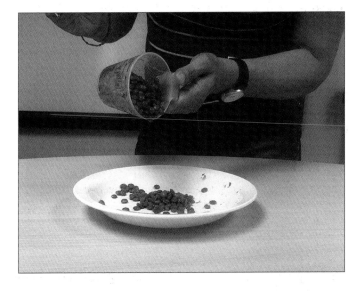

En la tabla 4.2 detallamos el contenido en gramos de hidratos de carbono de alimentos de los grupos de: harinas, fruta, leche y verduras así como de medidas caseras para poder controlarlos.

HARINAS =	1 vaso medidor de alimentos cocidos del grupo de las harinas (patata, pasta, guisantes, legumbres, arroz, cuscús) lleno hasta la señal, equivale en crudo a: *- 120 gramos de guisantes o* *- 100 gramos de patata o* *- 40 gramos de legumbres o* *- 30 gramos de pasta, arroz o cuscús* Esta cantidad de alimentos medidos con el vaso medidor, una vez cocidos, contienen 20 gramos de hidratos de carbono, que es igual a 2 raciones. 1 vaso medidor de alimentos cocidos del grupo de las harinas lleno hasta la señal equivale a 40 gramos de pan o 4 tostadas.
FRUTA =	1 pieza mediana de fruta (5 o 6 piezas en 1 kilo) o 2 piezas pequeñas (10 o 12 piezas en 1 kilo) contienen 20 gramos de hidratos de carbono, que es igual a 2 raciones.
LECHE =	1 taza de leche contiene 10 gramos de hidratos de carbono, que es igual a 1 ración y se puede intercambiar por 2 yogures naturales.
VERDURA 	1 plato de verdura/ensalada contiene 10 gramos de hidratos de carbono, que equivale a 1 ración.

Tabla 4.2. *Tabla de equivalencias de los grupos de alimentos que contienen hidratos de carbono*

Una vez aclarado el contenido en hidratos de carbono de los alimentos, se ha de tener en cuenta la rapidez con la que los nutrientes (en este caso los hidratos de carbono) se absorben. Esta circunstancia se define como **índice glucémico (IG)** y expresa cuánto aumenta el azúcar en sangre (glucemia) tras ingerir un determinado alimento comparado con la glucosa. El índice glucémico de los alimentos se fija en el laboratorio y su interpretación es sencilla. Los alimentos con índice glucémico elevado tienen una rápida absorción y los alimentos con índice glucémico bajo se absorben lentamente.

También se ha de tener en cuenta que un alimento no se toma aislado y la cocción y el resto de alimentos pueden repercutir en su absorción.

Podemos diferenciar los alimentos, según la rapidez con que se absorben los hidratos de carbono, en aquellos que tienen:

- **IG alto:** glucosa, puré de patatas instantáneo, patatas horneadas, cereales de maíz, caramelos, pan blanco, gofres, patatas fritas y hervidas, arroz blanco, avena con leche...

- **IG medio:** pan de centeno, cola, arroz grano largo, miel, banana toda amarilla, pasta, lactosa, uva...

- **IG bajo:** chocolate con leche, banana amarilla-verde, cereales integrales, naranja, manzana, yogur, lentejas, judías, leche entera...

El etiquetado nutricional de los alimentos puede ayudar a conocer los gramos de los principales nutrientes: proteínas, hidratos de carbono y grasas, así como las calorías que tienen los alimentos que consume. La información que ofrecen se refiere a 100 gramos de alimento y, a veces, por unidad de consumo.

Lo importante es observar el valor total de hidratos de carbono. En ocasiones, esta información se desglosa en gramos de hidratos de carbono, de los cuales se indican gramos de azúcares.

Ejemplo. Pizza de 400 gramos según consta en el envoltorio (valores energéticos y nutricionales medios por 100 gramos).

Energía	207 Kilocalorías
Proteínas	8,5 gramos
Hidratos de carbono: De los cuales azúcares	25,6 gramos 1,8 gramos
Grasas / Lípidos: De las cuales saturadas	7,3 gramos 2,6 gramos
Fibra alimentaria	2,2 gramos
Sodio Sal	0,47gramos 1,18 gramos

En este ejemplo podemos observar que si queremos comer la pizza entera que pesa 400 gramos, los gramos de hidratos de carbono que tomaremos serán 25,6 x 4 = 102,4 gramos (100 gramos de hidratos de carbono = 10 raciones).

Su equipo de salud le ayudará a adaptar su plan de alimentación de forma personalizada según sus hábitos alimentarios y necesidades individuales (de acuerdo a edad, actividad, etcétera), así como la manera de integrarlo en el menú familiar, escolar, laboral o de días de fiesta.

La cantidad y el IG de los hidratos de carbono que contenga la dieta será un determinante fundamental del esquema terapéutico, especialmente en lo que se refiere al tipo y a la dosis de insulina.

Método del plato

Una buena opción para las personas con diabetes y sobrepeso que han de seguir planes de alimentación bajos en calorías es el método del plato.

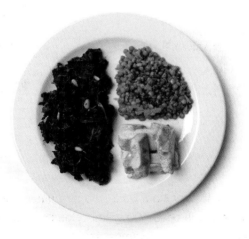

Figura 4.1. *Método del plato*

Este método consiste en comer un plato único donde la verdura y/o ensalada ocupan la mitad del plato, y la otra mitad se reparte por igual entre el alimento proteico y las harinas. Por último, 1 pieza de fruta como postre.

Seguir este método en la comida y la cena y hacer 1 desayuno moderado asegura tomar entre 1.200-1.500 kilocalorías (ingesta calórica frecuentemente recomendada para personas con diabetes y sobrepeso) sin tener que pesar ni medir al detalle la cantidad de alimentos.

Puede encontrar recetas y consejos respecto a la confección de su dieta en:

www.alicia.cat
www.diabetesalacarta.org

**DISFRUTE DE LA COMIDA
SIN DESCONTROLAR SU DIABETES**

PREGUNTA DE LAURA

Siempre había oído decir que las personas con diabetes tenían que hacer 5 o 6 comidas al día. A mí me han recomendado hacer solo 3, que son las que hacía hasta ahora. ¿Será diferente más adelante?

No tienes por qué cambiar si a ti te va bien. El análogo de insulina rápida que llevas antes de desayunar, comer y cenar tiene una acción de 2-4 horas, lo que quiere decir que limita la subida de azúcar durante las 2 primeras horas, después de las comidas, pero pierde mucha fuerza a lo largo de las 2 horas siguientes, por lo que no hace falta hacer suplemento de comida a media mañana o tarde. En personas que sigan otra pauta de tratamiento puede ser necesario que tomen estos suplementos.

PREGUNTA DE ANTONIO

Yo siempre he sido de plato grande de arroz, lentejas, cocido... y ahora me han recomendado ser moderado y las cantidades pequeñas no llenan un plato. Me entristecen los platos con poca comida.

Te entiendo perfectamente porque a veces comemos más por la vista que otra cosa. No dudes en poner un plato muy grande de verdura o ensalada de hoja y adornarlo con un poco de pasta o arroz o lentejas (lo equivalente a un vaso medidor de harinas). Así serás moderado en el consumo de estos últimos alimentos, pero podrás seguir disfrutando de un plato grande de alimentos muy saludables y poco ricos en azúcar y calorías.

Puntos clave

- Seguir una alimentación saludable, variada y equilibrada es muy importante para la salud de todas las personas.
- Recuerde la regla del 2 en su alimentación habitual:
  - 2 vasos de leche al día.
  - 2 piezas de fruta al día.
  - 2 platos de verdura al día.
  - 2 trozos medianos de carne o pescado al día.
  - 2 cucharadas soperas de aceite al día o más si está delgado y alimentos del grupo de las harinas en función de su peso y actividad corporal.
- Es recomendable tomar pescado, como mínimo 2 veces a la semana, sobre todo pescado azul.
- Vigile y controle los alimentos ricos en hidratos de carbono: harinas, fruta y leche para no descompensar su control de azúcar en sangre.
- Evite o reduzca los alimentos ricos en sal y/o grasa saturada para evitar problemas vasculares ahora y en el futuro.
- Pacte con su equipo médico un plan de alimentación que le permita disfrutar de la comida sin descompensar su diabetes.

5. Bases del tratamiento: ejercicio

La actividad física adaptada a las posibilidades de cada persona y realizada de forma regular durante 3-5 veces a la semana puede actuar de forma muy positiva en el buen control de la diabetes, en la reducción de los factores de riesgo vascular: hipertensión, colesterol, obesidad… y contribuir a una buena percepción de bienestar físico y mental.

El ejercicio constituye una parte importante del tratamiento de las personas con DM2, igual que la alimentación o la toma de medicación. Por esto es muy recomendable planificar un programa de ejercicio físico adaptado individualmente y que sea de fácil ejecución 3-5 veces por semana.

En cambio, las personas con DM1 han de saber que el ejercicio no forma parte de su tratamiento, aunque al ser recomendable para todo el mundo en general también les será de utilidad. Dado que influye directamente en la glucemia, siempre que realicen ejercicio deberán saber cómo ajustar las dosis de insulina y/o la alimentación para prevenir una posible hipoglucemia (bajada de azúcar en sangre).

Si el ejercicio está planificado y se va a realizar en un periodo en que la insulina rápida tiene su máxima acción, puede reducirse un 20%, aproximadamente, la cantidad de insulina previa. Si el ejercicio no está planificado, tal vez sea necesario tomar un suplemento dietético tipo fruta o zumo antes de empezar. Es muy importante disponer del valor de la glucemia capilar (GC) antes y después del ejercicio. Conocer el tiempo de duración y la intensidad del deporte son factores importantes para poder adaptar las estrategias descritas.

La experiencia propia y el conocimiento del efecto del ejercicio desde un punto de vista teórico ayudarán a que éste se realice con seguridad. Es importante saber que la glucemia puede bajar varias horas después de haber hecho ejercicio, por lo que se tendrá en cuenta la posibilidad de reducir la insulina y/o aumentar los alimentos ricos en hidratos de carbono de la comida posterior al ejercicio.

No está recomendado el ejercicio a las personas con DM1 cuando tengan hiperglucemia (valores de glucemia capilar superiores a 250 mg/dl), sobre todo si se acompaña con la presencia de cetonuria (acetona en la orina).

PREGUNTA DE ANTONIO

A mí me han recomendado hacer actividad física siempre que pueda pero debido al sobrepeso y al dolor de rodilla me cuesta mucho. ¿Qué tipo de ejercicio podría hacer?

Un buen ejercicio sería ir a la piscina, si te gusta. En el agua, el peso corporal es mucho menor y el esfuerzo para las articulaciones es mínimo. No hace falta que sepas nadar porque se puede hacer gimnasia tipo «aquagym» tocando de pies en el suelo.

Otra actividad física de gran utilidad son los ejercicios de resistencia destinados a mejorar la capacidad muscular contra una resistencia externa. Este tipo de ejercicios, como el de la fotografía, no sobrecargan el corazón ni las piernas.

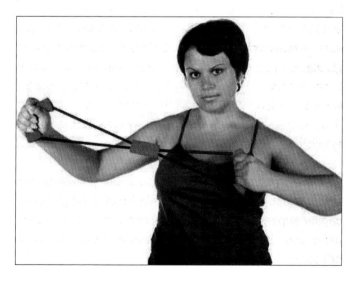

**CONSULTE CON SU EQUIPO MÉDICO
EL MEJOR EJERCICIO PARA USTED Y LA MANERA
DE PRACTICARLO CON SEGURIDAD**

Puntos clave

- El ejercicio forma parte del tratamiento en personas con DM2 y se debe potenciar su realización.
- En personas con DM1, el ejercicio no forma parte del tratamiento pero se puede adaptar la insulina y/o la alimentación para poder realizarlo.
- Por tanto, si usted sigue un tratamiento con antidiabéticos y, sobre todo con insulina, ha de tener en cuenta que el ejercicio debe estar planificado para evitar un descenso excesivo de glucosa en sangre (hipoglucemia).

6. Bases del tratamiento: fármacos

Antidiabéticos orales

Se administran en forma de pastillas cuya función es ayudar a controlar la glucosa en sangre. Se prescriben para el tratamiento de la diabetes mellitus tipo 2 cuando la dieta y el ejercicio no son suficientes para controlar la enfermedad. Existen diferentes tipos de fármacos según su mecanismo de acción.

- **Mejorar la resistencia a la insulina**, problema fundamental en la diabetes tipo 2. El medicamento más utilizado es la metformina, de probada eficacia, aunque en algunos casos puede producir intolerancia digestiva. Las tiazolidindionas, como la pioglitazona, son otro grupo de fármacos que actúan en esta línea. Estos fármacos no inducen hipoglucemias.

- **Aumentar la secreción de insulina** por acción directa sobre el propio páncreas. Nos estamos refiriendo a las sulfonilureas: gliclacida, glibenclamida y glimeperida son las más conocidas, y a las meglitinidas (repaglinida y nateglinida). El efecto secundario a tener en cuenta con este tipo de tratamiento es el riesgo de sufrir bajadas de azúcar, especialmente con la glibenclamida.

- **Disminuir y enlentecer la absorción de hidratos de carbonos** de los alimentos (acarbosa, miglitol). No inducen hipoglucemias y en ocasiones son mal tolerados desde el punto de vista digestivo.

- **Aumentar la secreción de insulina por una vía indirecta**, al potenciar el efecto de una hormona (GLP-1) que todos liberamos en respuesta a la comida. Este efecto se consigue al evitar la degradación de GLP-1, bloqueando el enzima DPP-4. Sitagliptina, vildagliptina, saxagliptina, linagliptina, entre otros, son fármacos con un bajo riesgo de inducir hipoglucemias.

- Muy recientemente han aparecido fármacos capaces de **aumentar la eliminación de glucosa por la orina**, lo cual disminuye la glucemia y puede hacer perder peso y reducir la presión arterial. El efecto secundario principal es el riesgo de infecciones urinarias y vaginales.

- Una familia de fármacos, que se administran inyectados subcutáneamente, pero que no son insulina. Tienen una **estructura similar a la GLP-1** y, por tanto, actuarán induciendo una mayor producción de insulina (exenatide, liraglutide). El riesgo de hipoglucemias es bajo y pueden contribuir a la pérdida de peso.

Insulina

La insulina es una hormona que fabrica el páncreas de forma natural y que es imprescindible para la vida. Se puede vivir sin páncreas pero no sin insulina.

La insulina sólo puede administrarse a través de inyecciones, aunque se están investigando nuevas formas de administración, como la inhalada. Se puede administrar con infusores de insulina, jeringas y bolígrafos desechables –dispositivos de aspecto parecido a un bolígrafo que se cargan con un cartucho y que permiten transportar y administrar la insulina con más comodidad. En función de cada persona y situación se aconsejará un dispositivo u otro.

Existen varios tipos de insulinas, que se diferencian entre sí por el tiempo de inicio de la acción y la duración de su efecto. Según las necesidades concretas de cada paciente se le recomendará inyectar:

- *Superrápidas* (análogos de insulina rápida). Duración aproximada de la acción: 4 horas.

- *Rápidas*. Duración aproximada de la acción: 6 horas.

- *Intermedias* (NPH y NPL). Duración aproximada de la acción: 12 horas.

- *Lentas* (análogos de insulina lenta). Duración aproximada de la acción: 18-24 horas.

- *Mezclas de insulinas.* Existen preparados comerciales en los que se mezclan insulinas rápidas o superrápidas e insulinas intermedias en diferentes proporciones. Con ellas se pretende controlar la hiperglucemia que se produce después de las comidas con un solo pinchazo, manteniendo una estabilidad posterior. La proporción entre ambos tipos de insulina es variable y su indicación dependerá de las necesidades del paciente.

De cada tipo de insulinas, hay varias marcas comerciales e instrumentos de administración. Su equipo médico le indicará: el tipo de insulina, la marca comercial, las unidades que usted deberá inyectarse, el tiempo recomendado entre la inyección y el inicio de la comida y las zonas de punción más recomendables en cada caso.

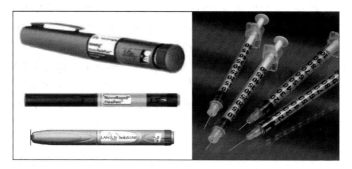

Figura 6.1. *Algunos ejemplos gráficos de bolígrafos y jeringas para la administración de insulina*

Infusores de insulina

Los infusores subcutáneos continuos de insulina, colo-quialmente llamados «bombas de insulina», son instru-mentos de tamaño similar a un busca personas o un pa-quete de tabaco que permiten la infusión de insulina continua a lo largo de las 24 horas del día. El reservorio de insulina se carga con insulina rápida o un análogo de insu-lina rápida. No existen reservorios precargados con insuli-na, es el propio paciente quien ha de rellenarlos desde un vial o bolígrafo de insulina. Este reservorio va unido a un catéter que se inserta por vía subcutánea en la zona abdo-minal o glútea. El catéter se ha de cambiar cada 3 días.

El suministro de insulina se realiza de dos formas:

1. Línea basal: cantidad de insulina programada que se administra de forma continuada y que cubre los re-querimientos basales durante las 24 horas del día. La dosis puede ser diferente de hora en hora, pudiéndo-se configurar la línea basal según las necesidades de cada paciente en particular. Pueden programarse en-tre 3-4 líneas basales para adaptarse a cambio de turnos de trabajo o poder cubrir diferentes necesida-des de insulina entre los días laborales y/o festivos o vacaciones.

2. Bolus: unidades de insulina que se han de adminis-trar antes de cada comida y/o suplemento en función del aporte de alimentos ricos en hidratos de carbono. También se puede utilizar el bolus para corregir un

nivel alto de glucemia. Existen diferentes tipos de bolus que se pueden adaptar en función del tipo de comida.

El tratamiento con infusor de insulina se recomienda a personas con diabetes tipo 1 tratadas con múltiples dosis de insulina y que, aun siendo muy responsables y estando muy implicadas en el control de su diabetes, no consiguen buenos resultados, o bien a personas con muchos bajones de azúcar (hipoglucemias) desapercibidos o incluso severos.

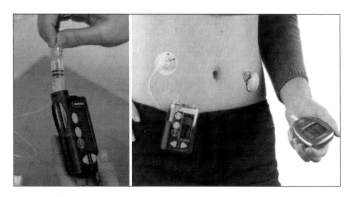

Figura 6.2. *Infusor de insulina*

Zonas de administración de la insulina

La insulina ha de inyectarse en la zona subcutánea (zona grasa que hay entre la piel y el músculo). Es muy importante hacer rotación de las zonas para evitar problemas de hipertrofia (abultamiento de la zona) debidos a la repetición reiterada de pinchazo en el mismo lugar.

Según la zona, el efecto de la insulina rápida e intermedia puede variar ligeramente. Se recomienda administrar la insulina rápida en abdomen y brazos y las insulinas intermedias en piernas y glúteos. La absorción de los análogos de insulina no varía en función de la zona donde se inyecten.

Cambio de agujas

El tamaño de las agujas varía de 5 a 8 milímetros. Anteriormente las agujas eran de 12 milímetros y se pinchaba formando un ángulo de 45° con la piel. En la actualidad se recomienda utilizar agujas de 5-6 milímetros y pinchar en un ángulo de 90°, incluso haciendo pliegue en la piel (exceptuando la zona glútea).

Todas las agujas están preparadas para un solo uso, pero a pesar de las recomendaciones de recambio después de cada pinchazo, su reutilización es frecuente en la práctica. Debe valorarse la edad del paciente y el número de pinchazos al día. En ningún caso debería reutilizarse una aguja más de 3-4 veces. Una persona que reutiliza las agujas tiene un 30% más de riesgo de sufrir hipertrofias o abultamientos en la zona de inyección.

Conservación

Un frasco o un bolígrafo de insulina es estable a temperatura ambiente durante un mes, siempre que la temperatura no sea superior a 30-35 °C. En este caso, guárdela en una cajita de corcho o en una bolsa isotérmica. En caso de que la insulina de la que se disponga supere este periodo de tiempo, es recomendable que se guarde en el frigorífico entre 2 y 8 °C. Si ha de viajar, lleve siempre la insulina en la bolsa de mano, nunca en la maleta que factura.

Efectos locales de la insulina: lipodistrofias (hipertrofias/hipoatrofias) e infecciones

Las hipertrofias son abultamientos de la zona donde se inyecta la insulina debidos a la repetición reiterada de la administración de insulina en el mismo lugar. Son muy frecuentes y es muy conveniente evitarlas porque, aparte de ser un problema estético, la insulina no se absorbe bien en estas zonas y puede provocar variaciones en el control glucémico.

La prevención de la aparición de hipertrofias pasa por hacer una buena rotación de las zonas a inyectar. Hay muchos modelos estructurados para asegurar una buena rotación. Uno de ellos es dividir la zona abdominal en 4 partes (haciendo una cruz como se indica en la Figura 5.4) y utilizar 1 cuadrante cada semana para las insulinas rápidas. Cuando se vuelve a repetir el mismo cuadrante ha pasado 1 mes, es decir, tiempo de sobras para asegurar la recuperación de la zona. Las insulinas lentas se pueden poner en las piernas o en la zona glútea manteniendo la lateralidad que se ha utilizado en el abdomen para inyectar las insulinas rápidas.

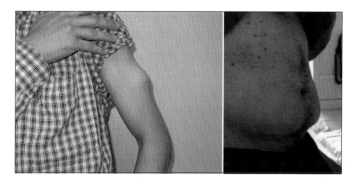

Figura 6.3. *Marcada hipertrofia en brazo y abdomen*

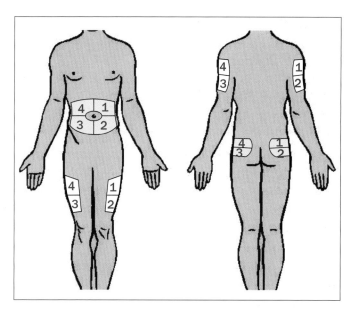

Figura 6.4. *Zonas de administración de la insulina (Sáez de Ibarra et al.* Practical Diabetes International *1998; 15:9-11)*

Bases del tratamiento: fármacos

Las **hipoatrofias** son poco frecuentes y consisten en la desaparición de la zona grasa dónde se inyecta la insulina. Si aparecen, se debe dejar de pinchar en aquella zona y consultar a al equipo médico.

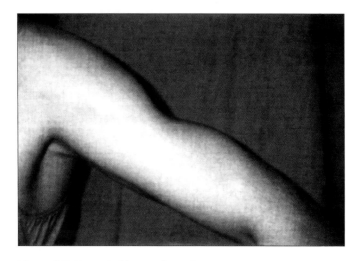

Figura 6.5. *Zona de hipoatrofia en brazo*

Las **infecciones** por administración de insulina son poco frecuentes cuando se utiliza una jeringa o un bolígrafo de insulina, ya que la insulina es una sustancia antiséptica y la aguja permanece poco tiempo en el tejido subcutáneo (de 5 a 10 segundos por término medio). Una buena higiene es suficiente y no hace falta utilizar sustancias antisépticas (alcohol o similares).

En cambio, las infecciones representan un riesgo importante para las personas que utilizan infusores o bombas de insulina subcutánea. En estos casos, se recomienda extremar las medidas de higiene y utilizar sustancias antisépticas (alcohol o similares) en la zona donde se inyectará el catéter, el cual debe cambiarse cada 3 días, como máximo.

PREGUNTA DE LAURA

No entiendo bien por qué se ha de administrar insulina rápida e insulina lenta con tantos pinchazos.

En el caso de la diabetes mellitus tipo 1, se ha de sustituir la insulina que fabricaba el páncreas por la insulina que administramos de forma externa. Lo que se intenta hacer es imitar la secreción de insulina que realiza el páncreas durante todo el día a pequeñas dosis en personas sin diabetes. Por otra parte, cuando la persona come, el páncreas segrega más cantidad de insulina.

Imagine que el páncreas es como un grifo que gotea continuamente (se intenta imitar esta función mediante las insulinas lentas) y cuando se come, al necesitar el organismo más insulina, abrimos el grifo para que caiga un gran chorro (se intenta imitar esta función mediante las insulinas rápidas). De ahí, la necesidad de administrar varias dosis de insulina en personas que no segregan insulina en absoluto: una o dos dosis de insulina lenta para mantener las necesidades básicas y tantas dosis de insulina rápida como comidas principales haga la persona.

Puntos clave

- Para que el proceso de administración de insulina sea bien aceptado, procuraremos que el paciente y/o la familia entiendan bien la necesidad del tratamiento y puedan verbalizar sus miedos o creencias para poder darles la respuesta oportuna de forma bien argumentada.
- El equipo sanitario planificará el tipo de insulina o fármaco más apropiado para cada persona y recomendará el dispositivo más adecuado para el paciente.
- Se aconseja inyectar insulinas rápidas o superrápidas en abdomen/brazos, e insulinas lentas o análogos de insulina lenta en el muslo/glúteo, sobre todo para favorecer una adecuada rotación y no tanto por motivos de absorción.
- Una correcta técnica de administración de la insulina, la rotación por las diferentes zonas, el recambio periódico de la aguja y una adecuada longitud de la misma pueden minimizar los riesgos y los efectos secundarios locales de la inyección, propiciando de ese modo un buen control de la diabetes.
- No se conocen efectos secundarios locales de los nuevos fármacos inyectables debido a su reciente aparición.

7. Objetivos de un buen control de la diabetes

Si tiene diabetes, su equipo sanitario le recomendará mantener unos valores de glucemia, tensión arterial, colesterol y triglicéridos en sangre adecuados para prevenir problemas vasculares. También le recomendarán mantener un peso adecuado según su talla, edad y la actividad física que realiza.

Los análisis frecuentes permiten tener una información objetiva de estos factores de riesgo vascular y mantenerlos controlados.

Los valores que facilitamos a continuación en la tabla 7.1 son los aconsejados por las guías clínicas. Su equipo sanitario los adaptará a su situación personal y determinará prioridades.

OBJETIVOS	BUEN CONTROL
Glucemia (nivel de azúcar en sangre)	
En ayunas y antes de las comidas (prepandrial)	• 70-140 mg/dl
2 horas después de las comidas (postprandial)	• Inferior a 180 mg/dl
Si Vd. tiene diabetes y está embarazada o prepara una futura gestación, los criterios son algo más estrictos	
En ayunas y antes de las comidas	• Inferior a 95 mg/dl
1 hora después de las comidas	• Inferior a 140 mg/dl
2 horas después de las comidas	• Inferior a 120 mg/dl
Hemoglobina glucosilada (HbA1c) Parámetro que analiza la media de la glucemia en los tres últimos meses	• Inferior a 7%
Tensión arterial	• 140/80 mmHg
HDL-colesterol (coloquialmente, el bueno)	• Superior a 50 mg/dl
LDL-colesterol (coloquialmente, el malo)	• Inferior a 100 mg/dl
Triglicéridos	• Inferior a 150 mg/dl
Índice de masa corporal (IMC) Parámetro que relaciona el peso con la talla. En el test de Findrisk (Anexo 1) se describe el método de cálculo	20-25 Kg/m^2

Tabla 7.1. *Recomendaciones de la Sociedad Americana de Diabetes (2014)*

Autoanálisis y autocontrol: medición de la glucemia capilar

Autoanálisis no es lo mismo que autocontrol. El autoanálisis es la realización de una técnica para saber el valor de la glucosa en sangre, habitualmente a través de un capilar. El autocontrol es la interpretación de estos resultados y la relación existente entre la glucemia y los factores de tratamiento de la diabetes: alimentación, fármacos y ejercicio.

El autoanálisis es el paso previo de un autocontrol adecuado del tratamiento que se sigue para la diabetes y para plantear las modificaciones, en caso necesario, que mejoren el control de la enfermedad.

La glucemia capilar (obtención de una muestra de sangre de la pulpa del dedo y análisis con un glucómetro) ofrece información sobre si el nivel de azúcar en sangre (glucemia) es correcto, es bajo o es alto para cada situación concreta.

Recomendaciones para la correcta realización de esta técnica:

• Lavado de manos.

• Hacer punción en la parte lateral de la yema del dedo con un dispositivo automático. Las agujas deben cambiarse con frecuencia.

• Seguir las instrucciones de su glucómetro para la correcta medición y poner adecuadamente la gota de sangre en la tira reactiva.

- Anote los resultados en una libreta de control u hoja adecuada al respecto (puede encontrar un modelo en diferentes webs entre ellas http://www.forumclinic. org/general/libreta-de-control). Estas libretas u hojas de control sirven para anotar el día, la glucemia, el momento del día en que se ha controlado (antes o después de las comidas). También se puede anotar la pauta de tratamiento (insulina, pastillas) así como las observaciones que quiera resaltar (ejercicio, aniversario...).

- La libreta de control es un vínculo de comunicación con su equipo sanitario. La visualización global de los resultados favorece la interpretación de las tendencias de glucemia alta o baja en algunos periodos del día y la modificación del tratamiento, si fuera preciso.

- Actualmente existen programas informáticos que se pueden descargar en los teléfonos móviles para volcar o apuntar los resultados glucémicos. Estos sistemas han sido bien recibidos sobre todo por las personas a las que no les gusta o no les es fácil apuntar los resultados por escrito.

Su médico y/o enfermera le indicarán el número de autoanálisis de GC que debe hacer, el momento más adecuado para realizarlos y los valores correctos para Vd., así como en qué situaciones debe consultar a su equipo sanitario.

En las figuras 7.1 y 7.2 se muestran las recomendaciones de la Sociedad Española de Diabetes (SED) sobre la medición de la glucemia capilar.

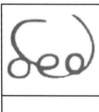

Recomendaciones 2012 la glucemia capilar en

Frecuencia del autoanálisis en

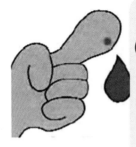

Tipo de tratamiento

Medidas no farmacológicas

Fármacos que no provocan hipoglucemias

Fármacos que si provocan hipoglucemias

Insulina basal

Insulina bifásica o intermedia en 2-3 dosis

Terapia basal-bolo

Bomba de infusión de insulina

* Su utilización está justificada como medio de educación terapéutica y de forma temporal
**MCG: Monitorización continua de glucemia

Figura 7.1. *Recomendaciones de la Sociedad Española de Diabetes (I).*

de la SED sobre la medición de personas con diabetes

el diabético (Excepto gestación)

Control glucémico estable	Control glucémico inestable
0*	1/día o 1 perfil semanal
0*	1/día o 1 perfil semanal
1/semana	1/día o 1 perfil semanal
3/semana	2-3/día
1-3/día	2-3/día +1 perfil semanal
3-4/día+1 perfil semanal	4-7/día
4-10/día	Individualizar (Valorar MCG**)

Menéndez Torre et al. Av Diabetol 2012:28:3 9

Objetivos de un buen control de la diabetes

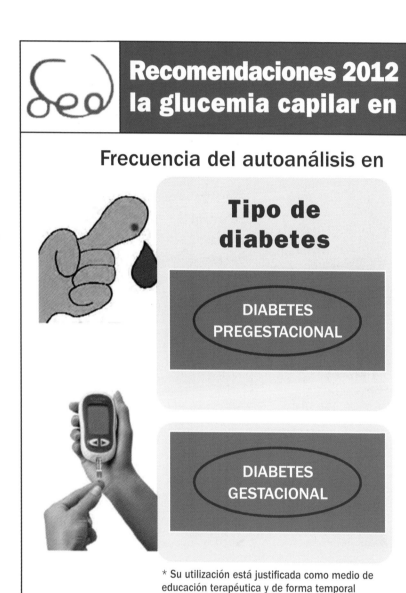

Recomendaciones 2012 la glucemia capilar en

Frecuencia del autoanálisis en

Tipo de diabetes

DIABETES PREGESTACIONAL

DIABETES GESTACIONAL

* Su utilización está justificada como medio de educación terapéutica y de forma temporal
**MCG: Monitorización continua de glucemia

Figura 7.2. *Recomendaciones de la Sociedad Española de Diabetes (II)*

de la SED sobre la medición de personas con diabetes

la diabética gestante

Tipo de tratamiento	Control glucémico estable	Control glucémico inestable
Insulina*	6-7/día	4-7/día
Bomba de infusión	6-10/día	Individualizar (Valorar MCG**)
Medidas no farmacológicas	2-3/día	
Insulina*	3-4/día	3-4/día + 1 perfil semanal

Menéndez Torre et al. Av Diabetol 2012:28:3 9

Dispositivos para medir la glucosa

Los **glucómetros** son unos aparatos que permiten analizar de forma rápida y sencilla el valor de la glucosa en sangre (autoanálisis de la glucemia) y ofrecer un resultado fiable para que la persona con diabetes pueda tener información de su glucemia en un momento determinado del día y tomar decisiones sobre su tratamiento (autocontrol).

La posibilidad de determinar la glucemia al instante existe desde los años 70 del siglo pasado. Anteriormente, sólo contábamos con la posibilidad de analizar el valor de glucosa a través de la orina y era muy deficiente.

En la actualidad existen muchos glucómetros en el mercado para poder realizar esta técnica. Su fiabilidad y exactitud están garantizadas por los controles de calidad que pasan y las posibilidades de error son mínimas.

Todos los glucómetros han incorporado otras prestaciones como la memoria de los resultados y la posibilidad de verlos a través de gráficos y/o programas informáticos (véase figura 7.3). Muchos de ellos han desarrollado sistemas que nos avisan de la tendencia de las glucemias a valores inferiores o superiores a lo deseado o estiman la hemoglobina glucosilada, según los autoanálisis realizados.

Algunos glucómetros pueden incorporarse a sistemas de telefonía móvil y ofrecen la posibilidad de ver los gráficos en el propio teléfono (véase figura 7.4). También hay glucómetros con sistemas de ayuda para calcular la insulina rápida necesaria según el valor glucémico y diversos parámetros configurados individualmente.

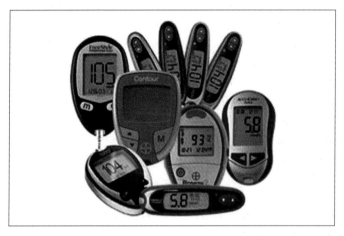

Figura 7.3. *Diferentes modelos de glucómetros*

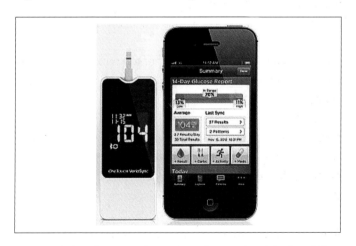

Figura 7.4. *Glucómetro incorporado a sistema de telefonía móvil*

También existe la posibilidad de la medición continua de la glucosa a través de unos dispositivos llamados sensores, que pueden registrar el valor de la glucosa a nivel intersticial –habitualmente se insertan en el abdomen o la nalga– y almacenar un registro cada 5 minutos.

Existen dos tipos de sensores (véase figura 7.5):

- *Los sensores retrospectivos*, que almacenan estos resultados durante 7 días y posteriormente el equipo médico los vuelca mediante un programa informático y los analiza para discutir con el propio paciente los problemas observados y las posibles soluciones.

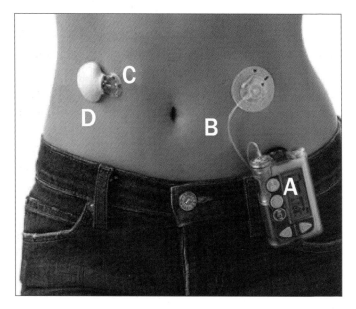

Figura 7.5. *Sistema MCG Paradigm Real Time®*

- *Los sensores con medición de la glucosa a tiempo real.* En este caso, el propio paciente puede visualizar el valor de la glucosa a través de un monitor y, después de un entrenamiento en la interpretación de los resultados, puede ajustar el tratamiento para prevenir o solucionar descompensaciones glucémicas.

Estos sistemas todavía no están financiados por el Sistema Nacional de Salud.

Últimamente se está desarrollando otra novedad en la obtención de información del valor de la glucosa sin tener que utilizar sistemas invasivos. Nos estamos refiriendo a una lentilla ocular que Google está desarrollando para valorar la glucosa a través de la lágrima del ojo.

No cabe duda que la necesidad de obtener datos de la glucosa de forma sencilla, fiable y con métodos no invasivos todavía es un reto en vías de solución.

Su equipo sanitario le informará del sistema que mejor se adapte a sus necesidades.

PREGUNTA DE LAURA

Entiendo que es muy necesario saber el nivel de azúcar en sangre para tomar decisiones sobre el tratamiento, pero ¿no se puede hacer sin necesidad de pincharse el dedo?

Tienes razón. Existe la posibilidad de llevar un sensor que, una vez insertado, nos informa de los valores de glucosa a lo largo de una semana de forma retrospectiva o a tiempo real. Tal como hemos comentado antes, estos sensores no están financiados por el Sistema Nacional de Salud y, por tanto, lo más habitual es tener que hacer el pinchazo para saber el valor de glucemia.

Ha habido muchos intentos de obtener esta información de forma no invasiva mediante relojes o pulsómetros pero, hasta el momento, no han sido lo suficientemente eficaces.

Puntos clave

- La realización de la glucemia capilar se ha demostrado eficaz en pacientes con DM1 y DM2.
- Es necesario explicar la técnica correcta para realizar el autoanálisis y trabajar con el paciente diabético en la interpretación de los resultados para que éste pueda modificar de forma autónoma las pautas de tratamiento, si así se requiere (autocontrol).
- Los nuevos dispositivos tecnológicos para la medición de la glucosa, acompañados de un buen soporte educativo, pueden ayudar a mejorar el control metabólico y la calidad de vida de muchas personas con diabetes.

8. Complicaciones agudas

Mantener un buen control glucémico es posible, aunque a veces pueda parecer difícil.

La alimentación, los fármacos para la diabetes y el ejercicio son factores muy importantes a tener en cuenta para buscar una estabilidad de los valores de glucosa en sangre y evitar descompensaciones a causa de un bajo nivel de azúcar en sangre (hipoglucemia) o muy alto (hiperglucemia).

Hipoglucemia

La hipoglucemia es un descenso del nivel de azúcar en sangre por debajo de 70 mg/dl. Pueden tener hipoglucemia las personas con diabetes tratadas con insulina y con algunas pastillas para la diabetes.

¿Cuáles son los síntomas de la hipoglucemia?

Los síntomas más comunes son: sudor, frío, temblor, mareo, falta de coordinación, palpitaciones, visión borrosa... Algunas personas notan otros síntomas y otras sólo detectan que tienen hipoglucemia porque el control de la glucemia capilar es inferior a 70 mg/dl.

¿Por qué aparece la hipoglucemia?

- No comer o retrasar el horario de las comidas después de ponerse la insulina.

- Haberse puesto más cantidad de insulina. Si se comete este error, controle su glucemia capilar. Si es necesario, tome fruta, leche o harinas.

- Hacer más ejercicio de lo habitual. Si piensa hacer más actividad física, añada 1 pieza de fruta o 2-3 tostadas a su comida habitual. En personas deportistas puede ser necesario ajustar las dosis de insulina y evitar las hipoglucemias que puedan aparecer después de 2 a 4 horas de realizar la actividad física.

- La ingesta importante de alcohol puede favorecer una hipoglucemia severa. Pregunte a su equipo médico las recomendaciones más adecuadas para Vd. en particular.

Tratamiento

Hipoglucemia leve:

- Tener una hipoglucemia leve no es alarmante y no es necesario consultar con el equipo médico, siempre que se trate enseguida. Si no la trata rápidamente podría llegar a desmayarse.

- Detenga su actividad y tome rápidamente:

  - 1 vaso de zumo, o
  - 1 vaso de leche + azúcar, o
  - 2 sobres de azúcar solos o disueltos en agua, o
  - 1 vaso o media lata de refresco ¡¡¡**que no sea *light*!!!**

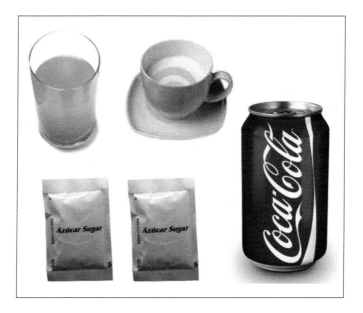

- Lleve siempre encima uno o dos sobres de azúcar, caramelos, fruta, zumo, etcétera, para tratar una hipoglucemia en cualquier lugar. Si al cabo de 10- 15 minutos no mejoran los síntomas, repita la toma.

Recuerde la **REGLA DEL 15**: tomar 15 gramos de azúcar y esperar 15 minutos.

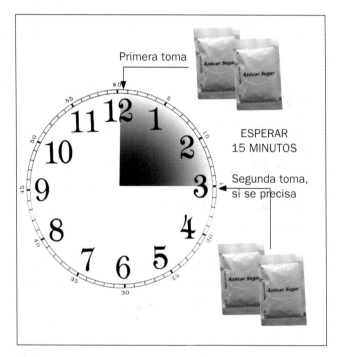

- Es conveniente tomar un suplemento (2-4 tostadas o 1 vaso de leche con 2 galletas tipo «María» o 40 gramos de pan) una vez pasados 30-60 minutos del episodio de hipoglucemia, si no tiene previsto hacer entonces su comida habitual.

Hipoglucemia grave

Se caracteriza por una disminución total o parcial de la conciencia, que requiere de una tercera persona para su recuperación.

Consejos para familiares y amigos:

- Si el paciente no está inconsciente, intente darle zumos o bebidas azucaradas.

- Si el paciente está inconsciente, no hay que darle ningún alimento por la boca. Se puede utilizar GlucaGen Hypokit 1mg ® (hormona que hace subir el azúcar en la sangre), que una vez preparado y pinchado en cualquier zona (incluso a través de la ropa) donde se inyecta la insulina (abdomen, brazos, piernas) provocará que suba la glucosa en sangre y que el paciente pueda reponerse.

  Cuando el paciente vuelva en sí, es apropiado que tome un zumo de fruta o algo similar y se ponga en contacto con su equipo médico.

  En caso de no tener a mano GlucaGen Hypokit 1 mg® , lo mejor que puede hacer su familiar o amigo es llamar a un equipo médico de urgencias (061 o 112).

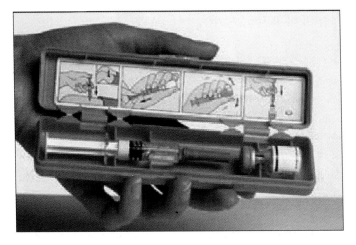

Figura 8.1. *GlucaGen Hypokit 1 mg®*

- En caso de tomar pastillas que puedan producir hipoglucemias se deberán seguir estos mismos cuidados. Después de tratar la hipoglucemia, se deberá permanecer en alerta, ya que se puede repetir el episodio en las horas siguientes, debido a que algunas pastillas tienen una actividad de 24 horas.

- En caso de presentar hipoglucemias repetidas tomando pastillas, **consulte siempre con su equipo médico.**

PREGUNTA DE LAURA

Siempre intento llevar sobres de azúcar en el bolso, pero a veces se me rompen. ¿Hay algún producto que sea cómodo, ligero y que aporte los 15 gramos de azúcar necesarios?

Actualmente venden en las farmacias un gel envasado cuyo aporte es de 15 gramos de hidratos de carbono de rápida absorción. Puede ser una buena solución en su caso.

También existe un gel de efecto sostenido que asegura la absorción rápida de 10 gramos de hidratos de carbono y la absorción más lenta de otros 10 gramos de hidratos de carbono.

Hiperglucemia

La hiperglucemia es un aumento excesivo de la cantidad de azúcar en sangre, superior a 250-300 mg/dl. Todas las personas con diabetes mellitus pueden sufrir episodios de hiperglucemia, tanto si están tratadas con insulina, pastillas o sólo con dieta y ejercicio.

¿Cuáles son los síntomas de hiperglucemia?

Algunas personas no perciben nada. Otras notan que tienen más sed, muchas que tienen ganas de orinar y en algunas ocasiones que comen mucho y pierden peso. La mejor manera de saber si su nivel de azúcar está alto es medir la glucemia capilar. Su equipo médico le indicará los valores de glucemia considerados altos para su caso.

¿Por qué aparece la hiperglucemia?

- Tomar alimentos con un alto contenido de azúcar: bebidas refrescantes, bollería, pasteles, helados, chocolate... sin saber cómo introducirlos puntualmente en su plan de alimentación.

- Tomar más cantidad de la habitual de fruta, harinas y leche.

- No realizar actividad física de forma habitual.

- Tomar algún medicamento con acción hipergluce-miante.

- Olvidar la administración de insulina o las pastillas an-tidiabéticas.

- Padecer una infección: gripe, flemón dentario..., so-bre todo si va acompañada de fiebre. La infección es una causa de hiperglucemia aunque se actúe correc-tamente.

¿Qué se debe hacer en caso de hiperglucemia?

- Beba más agua de lo habitual, incluso en ausencia de sed, para no deshidratarse.

- Aumente la frecuencia de los controles de la glucemia capilar.

- No deje nunca de tomar las pastillas o ponerse la in-sulina a las horas convenidas. Puede ser necesario aumentar las dosis de insulina rápida según las pau-tas recomendadas por su equipo médico o, consultar-le si la hiperglucemia se mantiene durante más de dos días.

- Si tiene diabetes mellitus tipo 1 o lleva múltiples dosis de insulina y su glucemia capilar se mantiene superior a 250-300 mg/dl antes de las comidas, examine si tiene cetona en orina (cetonuria).

– Si la cetonuria es negativa, aumente su dosis de insulina según las recomendaciones médicas.

– Si la cetonuria es positiva, ha de aumentar igualmente su dosis de insulina y suprimir de la dieta los alimentos ricos en proteínas y grasas. Tome únicamente aquellos que tienen hidratos de carbono tipo harinas, fruta y/o leche, cocinados de forma sencilla (sémola, arroz hervido y/o zumos) para asegurar su fácil digestión. Beba agua carbonatada (tipo Vichy®) y repita el control de glucemia y cetonuria al cabo de 4 horas. En caso de persistir la cetonuria, póngase en contacto con su equipo médico.

PREGUNTAS DE LAURA

¿Cómo se mide la cetona en orina?

Mediante unas tiras reactivas. Los pacientes tratados con múltiples dosis de insulina pueden pedir las tiras en el Centro de Atención Primaria. Se sumerge la tira en un vaso de orina reciente y tras impregnarla, se sacude y se espera entre 30 segundos y 1 minuto para valorar el cambio de color del reactivo. El color crudo corresponde a la ausencia de cetona y el color rosado a violeta corresponde a una cetonuria positiva o muy positiva.

Por otra parte, hay glucómetros que pueden medir la cetonemia (cetona en sangre).

¿Qué síntomas se tienen cuándo la cetona es positiva?

La cetona puede producir sensación de malestar gástri-
co, náuseas, vómitos o incluso dificultad al respirar. El
aliento similar al sabor de «manzana dulce» es muy ca-
racterístico.

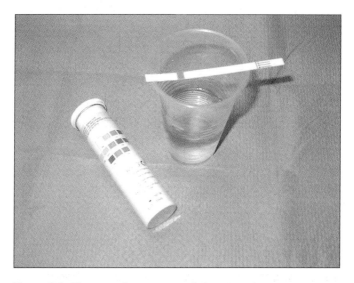

Figura 8.2. *Tiras reactivas para medir la cetonuria*

Puntos clave

- Hipoglucemia:
  - Lleve siempre azúcar o un producto similar en el bolsillo para poder solucionar un bajón de azúcar.
  - Tome 1-2 sobres de azúcar si nota temblor, sudor frío, mareo... aunque no pueda hacerse la glucemia capilar.
  - Intente prevenir las hipoglucemias, asegurándose de tomar los alimentos que llevan hidratos de carbono en todas las comidas, manteniendo adecuadamente las dosis del fármaco y planificando la actividad física.
- Hiperglucemia:
  - Consulte a su médico:
    - Si se siente enfermo.
    - Si las cifras de glucemia capilar superan el valor máximo indicado por su equipo médico.
    - Si la glucemia capilar es superior a 250-300 mg/dl y la prueba de acetona en la orina es positiva.

9. Complicaciones crónicas

El nivel de azúcar en sangre alto (hiperglucemia) de una manera mantenida puede provocar problemas a largo plazo. Es lo que se conoce como complicaciones crónicas de la diabetes. Estas complicaciones pueden afectar a los ojos, riñones y corazón, y provocar lesiones en los pies y disfunción eréctil en los varones.

La mayoría de ellas son de tipo vascular. Los problemas vasculares se producen cuando las grandes arterias y/o venas quedan ocluidas (embozadas) provocando problemas en el corazón o cerebro o cuando se dañan las más finas, como ocurre en los pequeños vasos que irrigan el ojo y el riñón. La hiperglucemia puede lesionar también los nervios provocando neuropatía (pérdida de percepción del dolor, frío o calor), sobre todo en las extremidades inferiores.

La hiperglucemia y la larga evolución de la diabetes con un mal control son factores de riesgo vascular, pero no son los únicos. Otros factores a tener en cuenta son el consumo de tabaco, el colesterol elevado, la presión arterial alta, la edad avanzada y la predisposición genética.

Hoy en día estamos atendiendo a personas con alguna de estas complicaciones y afectadas de diabetes desde hace muchos años que no han gozado de la oportunidad de controlar su diabetes como puede hacerlo Vd. en la actualidad.

La implicación personal en el buen control de la diabetes y la colaboración con su equipo médico pueden ayudarle a prevenir o retrasar las posibles complicaciones que la diabetes puede provocar.

Consejos para evitar o retrasar la aparición de complicaciones crónicas

- Mantenga un buen control metabólico. La hemoglobina glucosilada por debajo de 7% (sin bajones de azúcar) es un buen indicador de que su diabetes está bien controlada.

- Evite o reduzca factores de riesgo vascular, de manera especial el tabaquismo, la hipertensión (presión arterial alta) y el colesterol y los triglicéridos altos. No dude en pedir ayuda a su equipo médico para dejar de fumar y/o para saber qué alimentos controlar para mejorar la presión arterial, el colesterol y los triglicéridos. En algunas ocasiones, se ha de recurrir a fármacos que pueden ser muy eficaces para mantener controlados estos factores. Saber por qué los toma le puede ayudar a no olvidar dichos factores de riesgo.

- Acuda a las visitas médicas con regularidad y realice las revisiones y los análisis que se le solicitan. Las complicaciones siguen existiendo, pero se ha mejorado mucho en el diagnóstico precoz de dichas complicaciones. Su médico le solicitará aproximadamente cada año:

    – Fondo de ojo para observar posibles lesiones en la retina.

    – Análisis de sangre y de orina. En la orina se puede detectar precozmente la aparición de microalbuminuria (pérdida de pequeñas partículas de albúmina por orina) que puede indicar el inicio de un problema renal. Actuar a tiempo puede revertir este problema.

Cuidado de los pies

Los pies son una parte del cuerpo que puede verse especialmente afectada por la diabetes debido a dos factores importantes: los problemas vasculares (los vasos sanguíneos son ya muy pequeños en la parte final de las extremidades) y la pérdida de percepción al dolor, frío o calor debido a la afectación de los nervios (neuropatía). Estos problemas, bien sea por separado o por la unión de los dos tipos, pueden dar lugar a un riesgo elevado de tener lesiones en los pies (úlceras, necrosis, amputaciones).

¿Todas las personas con diabetes han de realizar los mismos cuidados?

No, dependerá del grado de riesgo, elevado o bajo, de las personas con diabetes de tener lesiones en los pies.

Todas las personas, con diabetes o sin diabetes, han de tener unos buenos hábitos de cuidado de los pies: higiene diaria, secado, hidratación, corte de uñas en forma recta y limadas por los lados, así como el uso de medias, calcetines transpirables y que no aprieten, y calzado adecuado.

¿Qué tipo de personas tienen un bajo riesgo de tener lesiones en los pies?

Los jóvenes con diabetes recién diagnosticada, sin complicaciones. No obstante, deberían seguir los mismos consejos generales citados en el apartado anterior. Se pondrá especial énfasis en que no empiecen a fumar o lo dejen tan pronto como sea posible para evitar este factor de riesgo a lo largo de toda su vida.

¿Qué tipo de personas tienen un alto riesgo de tener lesiones en los pies?

Las personas con diabetes pueden presentar con el paso de los años una pérdida de sensibilidad nerviosa (neuropatía), sobre todo en extremidades inferiores. Los síntomas iniciales son hormigueo y calambres y posteriormente ausencia de percepción al frío, calor o dolor.

También pueden presentar problemas vasculares (vasos sanguíneos embozados) que pueden complicar e infectar las heridas de los pies y dificultar su curación. Este proceso puede acabar con la amputación del miembro, si la actuación médica no ha sido adecuada.

Estos problemas se presentan con mayor frecuencia en personas de edad avanzada, larga evolución de una diabetes mal controlada, tabaquismo, colesterol elevado, tensión arterial alta y dificultad de flexibilidad y visión para el cuidado de los pies.

> **EXTREME EL CUIDADO DE LOS PIES Y DEL CALZADO PARA EVITAR CUALQUIER HERIDA POR PEQUEÑA QUE SEA**

Pregunte a su equipo médico si Vd. es una persona con riesgo bajo o alto de tener problemas en los pies para poder así aplicar los cuidados preventivos adecuados.

Si tiene unos pies de riesgo:

• Controle la temperatura del agua, antes de sumergir el pie (agua tibia, por debajo de los 37°).

• Siga hábitos saludables en el cuidado del pie: higiene, secado e hidratación diaria.

- Evite fuentes de calor: poner los pies delante de estufas, bolsas de agua caliente o caminar descalzo por la playa o el asfalto en verano, con altas temperaturas.

- Compre calzado adaptado a la forma de su pie, de piel blanda que pueda adaptarse a cualquier deformidad. Forrado y sin adornos que puedan lesionar el pie.

- Observe el pie diariamente para detectar cualquier pequeña rozadura provocada por el calzado, con la ayuda de un espejo si hay dificultad de flexión.

- Revise el calzado antes de ponérselo para detectar cualquier objeto o arenilla en su interior que pudiera lesionar el pie durante el resto del día.

- No vaya nunca descalzo, para impedir la posibilidad de clavarse cualquier pequeño objeto en casa o en los paseos por la playa.

- No utilice aparatos ni objetos cortantes para quitar las pieles y duricias de los pies.

- Delegue el corte de uñas en otra persona o podólogo si tiene dificultad en la flexión de la rodilla o dificultad de visión (no poder leer la letra pequeña del diario).

CONSULTE SIEMPRE SOBRE CUALQUIER PEQUEÑA HERIDA, AUNQUE NO LE DUELA

PREGUNTA DE LAURA

La motivación constante para mantener un buen control a veces es difícil. ¿Hay evidencias de que el cumplimiento de este objetivo repercute en el retraso de las complicaciones crónicas de la diabetes?

Definitivamente SÍ. Dos grandes estudios realizados con personas con diabetes, el DCCT con personas con diabetes tipo 1 y el UKPDS con personas con diabetes tipo 2, han demostrado de forma concluyente que el buen control metabólico evita o retrasa la aparición de las complicaciones en un 35-75% y, por tanto, mejora la calidad de vida de las personas con diabetes. El seguimiento de las personas que participaron en estos estudios ha corroborado, 30 años después (Estudio EDIC), que el buen control de la glucosa se relaciona directamente con la prevención de las complicaciones.

PREGUNTA DE ANTONIO

En el caso de hacerme una pequeña herida en los pies, ¿qué debo hacer?

Lavarla con agua y jabón para eliminar la suciedad y poner una sustancia antiséptica o desinfectante tipo alcohol, Topionic®… para evitar que se infecte. Cúbrela si es necesario con una gasa o apósito tipo tirita y observa a diario su evolución. En el caso de advertir enrojecimiento, calor o supuración, consulta con el equipo sanitario de atención primaria.

Puntos clave

- Las complicaciones crónicas de la diabetes pueden afectar a los ojos (retinopatía), los riñones (nefropatía), el corazón, los pies y provocar disfunción eréctil en los varones.
- Las complicaciones crónicas están asociadas a una larga evolución de la diabetes con un mal control continuado y a factores de riesgo vascular como el tabaquismo, la hipertensión, el colesterol y los triglicéridos altos, además de la edad avanzada y la predisposición genética.
- La mejor prevención es el mantenimiento de un buen control metabólico en el día a día, evitar los factores de riesgo vascular y acudir a las visitas médicas programadas para hacer las revisiones pertinentes. En la actualidad, se puede hacer un diagnóstico precoz que puede parar o revertir la progresión del problema.
- Las personas con diabetes, así como toda la familia, han de tener unos buenos hábitos de cuidado de los pies: higiene, secado, hidratación y un calzado apropiado.
- Las personas con diabetes y alto riesgo de tener lesiones en los pies han de extremar

las medidas de cuidado, dejar de fumar y an-
ticiparse a todo aquello que pueda provocar
una herida en el pie para no iniciar el proceso de herida-infección-amputación, que en la
mayoría de casos puede prevenirse.

10. Dónde conseguir el material necesario

- Los fármacos: insulina y pastillas se compran en las farmacias con receta médica.

- Los glucómetros o aparatos para medir la glucemia los ofrecen habitualmente en las consultas de atención primaria, atención especializada y en centros hospitalarios. En caso necesario se pueden comprar en farmacias o asociaciones de diabéticos.

- Las tiras reactivas para realizar la glucemia capilar y la cetonuria (en personas con DM1) se suministran en los centros de atención primaria de algunas comunidades autónomas o en las farmacias con receta médica. Es importante solicitar al médico o enfermera que especifiquen por escrito las tiras reactivas que necesita, siguiendo en lo posible las recomendaciones de las sociedades científicas al respecto.

- Las jeringas y agujas se suministran en los centros de atención primaria.

- El resto de material puede adquirirlo en las farmacias o también en las asociaciones de diabéticos, donde generalmente podrá ver todo el material existente en el mercado y a unos precios más ajustados.

- Las asociaciones de diabéticos pueden ofrecerle mucho apoyo, sobre todo en el inicio de la enfermedad. Pueden ponerle en contacto con otras personas que se encuentran en su misma situación, facilitar apoyo en las escuelas, asesoría jurídica, sesiones informativas, reivindicar una asistencia de calidad, potenciar la investigación, etcétera. Pida información sobre ellas.

11. Respuestas a las preguntas más frecuentes

¿Duele la inyección de insulina?

Es muy frecuente asociar dolor o miedo a las inyecciones de insulina. Lo cierto es que, al principio del tratamiento, la mayoría de personas le tienen mucho respeto al pinchazo.

Cuando una persona se inyecta insulina por primera vez, nota que el pinchazo es prácticamente indoloro, la molestia es mínima. Esto es así porque la aguja es muy fina y está lubricada. Por esta razón hemos de cambiarla con frecuencia y, si es posible, en cada inyección.

En general, a los pocos días de iniciado el tratamiento, la aceptación es total. De hecho, muchas personas dicen que les molesta más el pinchazo del dedo para efectuar el control de la glucemia que la inyección de insulina, y tienen razón.

¿Qué debo hacer si me he puesto más insulina de la que debía?

El exceso de insulina puede provocar bajones de azúcar en sangre (hipoglucemia). Si se ha puesto más insulina por error, debe analizar con más frecuencia sus valores de glucemia capilar y, si tienen tendencia a bajar, ha de aumentar la ingesta de alimentos ricos en hidratos de carbono: harinas, fruta o leche durante el período en que actúa la insulina.

¿Qué debo hacer si me he equivocado de tipo de insulina?

La solución puede ser diferente según el tipo de insulina que se ha puesto. En estos casos, lo mejor es ponerse en contacto con el equipo sanitario y seguir sus instrucciones.

¿Qué debo hacer si he olvidado ponerme la insulina?

Lo ideal es ponerse la insulina a las horas indicadas pero si lo ha olvidado, la solución es ponérsela en el momento en que lo recuerde. Si han pasado menos de dos horas, se puede poner la misma dosis. Si ha pasado más tiempo, consulte con su equipo sanitario.

Si se trata con una sola dosis de insulina lenta y olvidó administrársela por la noche, a la mañana siguiente puede administrarse la mitad de unidades.

¿Qué debo hacer si no recuerdo haberme puesto la insulina?

En este caso, tendría que hacerse un análisis de glucemia capilar para valorar la posibilidad de tener el azúcar alto (hiperglucemia). Si es así, debe ponerse la insulina. Si tiene dudas, es mejor hacer controles frecuentes que volver a ponerse insulina dos veces, o consultar con su equipo sanitario.

¿Qué alimentos puedo dejar si no tengo hambre en una comida?

Puede dejar de comer las verduras y los alimentos proteicos (carne, pescado, huevos...), pero si está tratado con pastillas (antidiabéticos orales) o insulina ha de tomar las harinas (patata, pasta, legumbres, arroz o pan), la fruta y la leche para no sufrir una hipoglucemia (bajón de azúcar en sangre).

Pregunte a su equipo sanitario la manera de adaptar su tratamiento al deseo de comer menos en situaciones puntuales.

¿De qué tipo de alimento puedo repetir si tengo más hambre?

No dude en repetir de verdura de hoja y/o ensalada. Esto no le hará subir el nivel de azúcar en sangre ni engordar.

Si voy a una fiesta de aniversario ¿puedo tomar un trocito de pastel?

No está recomendado porque contiene mucho azúcar y grasa. Si excepcionalmente quiere tomar un trozo de pastel, puede sustituir la fruta y el pan de aquella comida e intercambiarlos por el pastel. Lo ideal es que consulte con su médico y/o enfermera.

Si voy de viaje, ¿qué aspectos he de prever?

Planifique bien el viaje y no olvide llevar en el equipaje toda la medicación y los utensilios necesarios para el control de la diabetes: insulina y/o pastillas (el doble de lo necesario), glucómetro para medir la glucemia capilar, tiras reactivas para hacer el control, informe clínico, alimentos para solucionar un bajón de azúcar (hipoglucemia) en cualquier lugar.

También le será muy útil llevar consigo una carta justificando que ha de llevar todos estos utensilios para poder pasar el control de viajeros en los aeropuertos. Recuerde llevar toda la medicación en el equipaje de mano, no en la maleta que facture.

Utilice zapatos cómodos que eviten lesiones en los pies a causa de roces. Es muy posible que en un viaje camine más de lo habitual.

Si viaja a países lejanos, tropicales, etcétera, recuerde que debe consultar a las unidades de atención al viajero para planificar con tiempo las vacunas recomendadas.

> **¡DISFRUTE DEL VIAJE SIN QUE LA DIABETES LE DÉ PROBLEMAS!**

Respuestas a las
preguntas más frecuentes

Anexo 1.
Test de Findrisk

¿Qué riesgo tiene usted de desarrollar diabetes tipo 2? Descúbralo con el test de Findrisk.

1. Edad:

- ❏ Menos de 45 años (0 puntos)
- ❏ 45-54 años (2 puntos)
- ❏ 55-64 años (3 puntos)
- ❏ Más de 64 años (4 puntos)

2. Índice de masa corporal (IMC):

El índice de masa corporal se utiliza para evaluar si una persona se encuentra en su peso normal o no, con relación a su altura.

El índice se calcula dividiendo su peso (kilos) por su altura (en metros) al cuadrado. Por ejemplo, si su altura es de 1,65 metros y su peso es 70 kilos, su índice de masa corporal es $70/(1,65 \times 1,65) = 25,7$ kilos/metro cuadrado.

- ❏ Menos de 25 Kg/m² (0 puntos)
- ❏ Entre 25 y 30 Kg/m² (3 puntos)
- ❏ Más de 30 Kg/m² (4 puntos)

3. Perímetro de cintura medido por debajo de las costillas (normalmente a nivel del ombligo):

Mujeres	Hombres	Puntos
❏ Menos de 80 cm	❏ Menos de 94 cm	0
❏ Entre 80-88 cm	❏ Entre 94-102 cm	3
❏ Más de 88 cm	❏ Más de 102 cm	4

4. ¿Hace actividad física, como mínimo 30 minutos cada día (o 4 horas semanales), en el trabajo y/o en el tiempo libre?:

Respuesta	Puntos
❏ Sí	0
❏ No	2

5. ¿Con qué frecuencia come verduras o frutas?:

Respuesta	Puntos
❏ Todos los días	0
❏ No todos los días	1

6. ¿Toma regularmente medicación para la hipertensión?:

Respuesta	Puntos
❏ No	0
❏ Sí	1

7. ¿Le han encontrado alguna vez valores de glucosa altos (por ejemplo, en un control médico, durante una enfermedad, durante el embarazo)?:

Respuesta	Puntos
❏ No	0
❏ Sí	5

8. ¿Se le ha diagnosticado diabetes (tipo 1 o tipo 2) a alguno de sus familiares más allegados o a otros parientes?:

Respuesta	Puntos
❏ No	0
❏ Sí: abuelos, tíos, primos hermanos	3
❏ Sí: padres, hermanos o hijos	5

Anexo 1.
Test de Findrisk

Puntuación del Test de Findrisk:

El riesgo de desarrollar diabetes tipo 2 en 10 años es:

Menos de 7 puntos	BAJO: Se estima que 1 de cada 100 personas desarrollará la enfermedad
Entre 7 y 11 puntos	LIGERAMENTE ELEVADO: Se estima que 1 de cada 25 personas desarrollará la enfermedad
Entre 12 y 14 puntos	MODERADO: Se estima que 1 de cada 6 personas desarrollará la enfermedad
Entre 15 y 20 puntos	ALTO: Se estima que 1 de cada 3 personas desarrollará la enfermedad
Más de 20 puntos	MUY ALTO: Se estima que 1 de cada 2 personas desarrollará la enfermedad

¿Qué puede hacer para bajar su riesgo de desarrollar diabetes tipo 2?

No puede hacer nada con su edad y su predisposición genética, pero sí puede hacer algo respecto al resto de factores que influyen para desarrollar diabetes: sobrepeso, obesidad, sobre todo abdominal, estilo de vida sedentario, hábitos alimentarios y tabaquismo.

Los cambios en su estilo de vida pueden prevenir completamente la diabetes o, como mínimo, retrasar el inicio hasta una edad más avanzada.

Si hay personas con diabetes en su familia, tendría que procurar no aumentar de peso a medida que pasan los años. El aumento del perímetro de cintura, particularmente, incrementa el riesgo de tener diabetes, pero si realiza una actividad física moderada lo reducirá.

Tendría que tener especial cuidado con su dieta. Procure tomar cereales ricos en fibra y verdura cada día. Elimine las grasas animales de su dieta y procure cambiarlas por grasas de origen vegetal.

El período inicial de diabetes no ocasiona síntomas. Si ha obtenido una puntuación entre 12 y 14 puntos en el test, considere seriamente su nivel de actividad física, sus hábitos dietéticos y vigile su peso para prevenir la diabetes.

EL TEST FINDRISK NO PUEDE REEMPLAZAR UN DIAGNÓSTICO REALIZADO POR UN FACULTATIVO. POR ESTE MOTIVO, DEBERÍA CONSULTAR CON SU MÉDICO EL RESULTADO OBTENIDO.

Anexo 2. Direcciones de interés en Internet: España y Latinoamérica

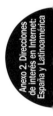

Asociaciones de pacientes

- **ADC. Associació de diabètics de Lleida.** www.adclleida.com

- **Asociación asturiana de diabéticos (ASDICO).** www.asdico.es

- **Asociación coruñesa de personas con diabetes (ACODI).** www.diabetescoruna.org

- **Asociación de diabéticos Acción 1 de Madrid.** www.ada1m.es

- **Asociación de diabéticos chiclaneros Más Vida.**
  http://masvidachiclana.es.tl

- **Asociación de diabéticos de Alcalá y Corredor de Henares.** www.adach.es

- **Asociación de diabéticos de Alcoy y comarca.**
  http://diabeticosalcoi.wordpress.com/

- **Asociación de diabéticos de Antequera y comarca.**
  http://www.adiacoantequera.blogspot.com.es

- **Asociación de diabéticos de Álava.**
  www.adalava.es

- **Asociación de diabéticos de Alicante (ADICAS).**
  www.adi-cas.org

- **Asociación de diabéticos de Ávila.**
  http://diabeticosabulenses.blogspot.com.es/

- **Asociación de diabéticos de Burgos.**
  www.diabetesburgos.com

- **Asociación de diabéticos de Ciudad Real (ADICIR).**
  www.adicir.es

- **Asociación de diabéticos de Elda y comarca.**
  www.diabeticoselda.com

- **Asociación de diabéticos de Getafe.**
  http://www.adgetafe.es/

- **Asociación de diabéticos de Gran Canaria (ADIGRAN).**
  www.adigran.org

- **Asociación de diabéticos de la Sierra de Madrid.**
  (ADISA). www.diabeticosdelmundo.org/

- **Asociación de diabéticos de Lanzarote.**
  www.adila.org

- **Asociación de diabéticos de Lorca y su comarca**
  (ADILOR). www.adilor.org

- **Asociación de diabéticos de Madrid.**
  www.ademadrid.com

- **Asociación de diabetes de Málaga (ADIMA).**
  http://diabetesmalaga.es/

- **Asociación de diabéticos de Móstoles.**
  www.admostoles.com

- **Asociación de diabéticos de Pego y comarca.**
  http://asociaciondiabeticospego.blogspot.com.es/

- **Asociación de diabéticos de Segovia.**
  http://www.actiweb.es/adesegovia/

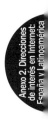
Anexo 2. Direcciones
de interés en Internet:
España y Latinoamérica

- **Asociación de diabéticos de Soria.**
  http://asociacion-diabeticos-soria.blogspot.com.es/

- **Asociación de diabéticos de Toledo.**
  www.adito.es

- **Asociación de diabéticos de Valladolid.**
  http://asociaciondiabeticosvalladolid.es/

- **Asociación de diabéticos de Zafra.**
  www.asociaciondiabeticoszafra.com/

- **Asociación de diabéticos de Zaragoza
  (ADEZARAGOZA).** www.adezaragoza.org

- **Asociación de diabéticos del sur de Córdoba
  (ADISURC).** www.adisurc.org

- **Asociación de diabéticos del Uruguay.**
  www.adu.org.uy

- **Asociación de familias diabéticas de Albacete.**
  http://www.familiasdiabeticas.hol.es/

- **Asociación de nenos o nenas con diabete de Galizia
  (ANEDIA).** http://anedia.blogaliza.org/

- **Asociación de personas con diabetes de las Islas
  Baleares (ADIBA).** www.adiba.org

- **Asociación diabética Auria de Orense.**
  www.auriadiabeticos.com

- **Asociación granadina de diabéticos (AGRADI).**
  www.agradi.org

- **Asociación guipuzcoana de diabetes.**
  www.agdiabetes.org

- **Asociación mexicana de diabéticos.**
  www.amdiabetes.org

- **Asociación murciana para el cuidado de la diabetes
  (ADIMUR).** www.adimur.org

- **Asociación navarra de diabetes (ANADI).**
  www.anadi.es

- **Asociación para la defensa y atención del niño y
  adolescente diabético de Sevilla (ANADIS).**
  www.anadis.net

- **Asociación para la diabetes de Tenerife.**
  www.diabetenerife.org

- **Asociación vejeriega de diabéticos.**
  http://diabeticosvejer.blogia.com/

- **Asociación valenciana de diabetes.**
  www.avdiabetes.org

- **Asociación vizcaína de diabetes.**
  www.asvidia.org

- **Associació catalana de diabètics.**
  www.acdiabetics.org

- **Associació de diabètics de Catalunya (ADC).**
  http://www.adc.cat/

- **Federación de diabéticos españoles.**
  www.fedesp.es

- **Federación mexicana de diabetes.**
  www.fmdiabetes.org

- **Federación nacional de asociaciones y unidades de diabetes (FENADIABETES) de Venezuela.**
  www.fenadiabetes.org.ve

- **Joves amb diabetis. Sweet Catalunya.**
  http://www.adc.cat/sweet/

- **Sociedad de diabéticos de Cartagena (SODICAR).**
  www.sodicar.org

SOCIEDADES MÉDICAS

- **Asociación colombiana de diabetes (ACD).**
  www.asodiabetes.org/

- **Asociación latinoamericana de diabetes (ALAD).**
  www.alad-latinoamerica.org

- **Asociación nicaragüense de diabetología.**
  www.anidiab.com

- **Sociedad argentina de diabetes.**
  www.diabetes.org.ar

- **Sociedad boliviana de endocrinología, diabetes, metabolismo y nutrición.**
  http://www.sbemn.org/

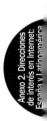

- **Sociedad chilena de endocrinología y diabetes.**
  http://www.soched.cl/

- **Sociedad de endocrinología, nutrición y diabetes de la comunidad de Madrid.**
  http://www.sendimad.org/

- **Sociedad española de diabetes (SED).**
  www.sediabetes.org

- **Sociedad interamericana de diabetes.**
  http://www.sidiabetes.com/

- **Sociedad valenciana de endocrinología, diabetes y nutrición.** www.svedyn.com

OTRAS ENTIDADES

- **Canal diabetes.**
  www.canaldiabetes.com

- **Centre per a la innovació de la diabetis infantil Sant Joan de Déu.**
  http://guiadiabetes.net

- **Clínica diabetológica.**
  www.clinidiabet.com

- **Diabetes a la carta.**
  www.diabetesalacarta.org

- **Federación argentina de diabetes.**
  http://www.fad.org.ar/

- **Federación diabetológica colombiana.**
  http://www.fdc.org.co/

- **Forum clínic.**
  www.forumclinic.org

- **Fundació Carrasco i Formiguera.**
  www.frcf.cat

- **Fundación diabetes juvenil de Chile.**
  www.diabeteschile.cl

- **Fundación para la diabetes.**
  www.fundaciondiabetes.org

- **Organización Mundial de la Salud.**
  www.who.int/topics/diabetes_mellitus/es

- **Patronato de pacientes de Guatemala.**
  www.diabetes.com.gt/nosotros.html

- **Vivir con diabetes. Bolivia.**
  www.vivircondiabetes.org